VOLKER FRÖHLICH

DIE PERFEKTE GESPRÄCHSHYPNOSE

HYPNOTISCHE TECHNIKEN FÜR VERDECKTE MANIPULATION UND VERFÜHRUNGSKUNST

Produziert von
Die perfekte Masche GbR

Die perfekte
MASCHE
Wie Sie jede Frau verführen

Besuchen Sie uns im Internet:

www.dieperfektemasche.de

Herausgeber: Die perfekte Masche GbR, Riesengebirgstr. 13, 80993 München
Autor: Volker Fröhlich
Umschlaggestaltung und Layout: www.cil-werbung.de
Satz: Ines Meißner
Lektorat: Dietlind Tornieporth
Druck und Bindung: Druckerei Wenzel, Marburg

Originalausgabe Dezember 2007

Printed in Germany.

ISBN 978-3-00-023541-2

Wichtiger Hinweis

Die in diesem Buch vorgestellten Gesprächstechniken sind ausschließlich für Informations- und Unterhaltungszwecke gedacht.

Die Verantwortung für die in diesem Buch und dem HypnoDeck-Lernkartenset vorgestellten Informationen obliegt allein demjenigen, der sie anwendet. Jeder Leser ist für sein eigenes Handeln verantwortlich und haftbar.

Der Autor und die Herausgeber dieses Buches übernehmen keinerlei Verantwortung oder Haftung für die Anwendung der vorgestellten Gesprächstechniken oder die Effekte, die daraus resultieren.

Die vorgestellten Techniken dürfen nur zu positiven und durch Recht und Gesetz gedeckten Zwecken angewendet werden. Informieren Sie sich über die geltenden Bestimmugen.

Als Leser dieses Buches/Lernkartensets werden Sie ermahnt, niemals durch Ihre Handlungen physischen oder psychischen Schaden bei anderen Personen anzurichten.

Die in diesem Buch/Lernkartenset vorgestellten Techniken dürfen nicht verwendet werden, um sexuelle Handlungen gegen den Willen einer Frau oder einer anderen Person oder an Minderjährigen vorzunehmen. Wenn Sie irgendwelche Zweifel am vollen Einverständnis einer Frau bzw. anderen Person bezüglich sexueller Handlungen haben, werden Sie ausdrücklich angehalten, Ihr Ziel nicht weiter zu verfolgen!

Die Verwendung sexueller Sprache kann als sexuelle Nötigung oder Beleidigung oder anderweitig negativ aufgefasst werden. Auch bei der Verwendung Ihrer Sprache werden Sie angehalten, sich an Recht und Gesetz zu halten sowie die Regeln des Anstands zu befolgen!

Inhaltsverzeichnis

Abbildungen

Übungen

Einleitung

Hypnose, das hört sich für die Meisten von uns auch heute noch ein wenig nach geheimnisvollen Techniken und Kunststücken an. Trance klingt für viele nach einem geradezu entrückten Zustand, in dem Zitronen wie Äpfel schmecken.

Um derartige Taschenspielertricks aus dem Bereich der Showhypnose im Varietee und Fernsehen soll es in diesem Buch/Lernkartenset nicht gehen.

Vielmehr geht es darum, die Grundprinzipien und Sprachmuster der Hypnose zu erlernen und diese als eine effektive Gesprächstechnik anzuwenden. Mit dieser Technik hypnotischer Kommunikation ist es uns möglich

- effektiv zu kontrollieren, wie andere sich während eines Gesprächs mit uns fühlen und
- damit bei unserem Gegenüber positive emotionale Zustände bewusst herbeizuführen.

Auf diese Weise kann ich erreichen, dass sich meine Gesprächspartner – scheinbar zufällig – in meiner Gegenwart wohlfühlen.

Damit sind diese Techniken besonders für den Bereich der Verführung geeignet, da Verführung voraussetzt, dass mein Gegenüber den Prozess der Verführung genießt. Mit Hilfe der Gesprächshypnose werden Sie lernen, Gespräche so zu gestalten, dass Sie eine Frau in Ihrer Gegenwart in angenehme Gefühlszustände versetzen können.

Aber auch jede andere zwischenmenschliche Beziehung lässt sich durch Anwendung der Gesprächshypnose angenehmer gestalten. Schon die Anwendung einzelner Grundprinzipien kann sich auf jede Unterhaltung positiv auswirken. Der Schwerpunkt dieses Buches und des HypnoDeck-Lernkartensets liegt jedoch im Bereich der Verführung.

Dieses Buch enthält eine umfassende Darstellung der Grundprinzipien der Gesprächshypnose. Es ist gedacht sowohl für Anfänger, die die grundlegenden Techniken verstehen und erlernen wollen, als auch für fortgeschrittene Studenten, die ihrer verbalen Verführungskunst mehr Eleganz und Effektivität verleihen wollen, indem sie sich von vorgefertigten „Mustern“ lösen und stattdessen spontan und spielerisch eigene Verführungsgeschichten und Metaphern entwerfen.

Das HypnoDeck-Lernkartenset ergänzt dieses Buch im Hinblick auf hypnotische Sprachmuster. Es enthält zusätzliche Informationen und viele Beispiele zu den im Buch vorgestellten Sprachmustern. Die Lernkarten eignen sich daher insbesondere zum Üben der praktischen Fähigkeiten. Denn auch hier gilt: Übung macht den Meister.

Die perfekte Gesprächshypnose ist eine Technik, die Ihnen nicht nur die Annäherung an Frauen erleichtern wird, sondern auch Ihren Umgang mit anderen Menschen grundlegend verbessern kann.

Viel Spaß beim Lernen!

Volker „Jolly" Fröhlich
im November 2007

1 Gesprächshypnose und Verführung

Die Lektüre dieses Buches wird es Ihnen ermöglichen, gesprächshypnotische Elemente zu erlernen und im Bereich der Verführung einzusetzen.
Daher soll zunächst kurz auf das zugrunde liegende Verführungsmodell eingegangen werden, um dann die Gesprächshypnose innerhalb der Verführungskunst einzuordnen.

Verführungsmodell

Das diesem Buch zugrunde liegende Verführungsmodell ist folgendermaßen zeitlich gegliedert:

- Nach dem ersten Ansprechen folgt eine Phase, die dem Aufbau von Attraktivität dient (Attraktionsphase). In dieser Phase wird die Frau durch eine Reihe von Techniken[1] dazu gebracht, sich vom Mann angezogen zu fühlen.
- Der Verführer geht in die nächste Phase (Rapport) über, sobald er eine ausreichende Anzahl von Interessenindikatoren (Signalen, mit denen die Frau ihr Interesse deutlich macht) erhalten hat.
- In der Rapportphase wird durch verbale und nonverbale Anpassung und Synchronisation mit dem Gesprächspartner ein Gefühl von Gemeinsamkeit, Vertrauen und Vertrautheit aufgebaut. Dabei werden Gemeinsamkeiten mit der Frau durch Körperhaltung, Gestik und Mimik angestrebt, um so eine positive Wahrnehmung der eigenen Person hervorzurufen.

Gesprächshypnose ist eine der effektivsten Techniken, die ein Verführungskünstler in der Rapportphase anwenden kann, um die Emotionen einer anderen Person zu beeinflussen.

1. Zu den einzelnen Methoden zur Steigerung von Attraktivität und männlicher Anziehungskraft in der Verführung sei auf die Literatur im Bereich Verführungskunst verwiesen (siehe Literaturhinweise).

In der Rapportphase werden eine Reihe weiterer Techniken[2] zur Anwendung gebracht: Inhaltliche Gemeinsamkeiten werden durch das Anschneiden und diskutieren einer Vielzahl von Themen (weiter Rapport) und das vertiefte Eingehen auf jedes einzelne Thema (tiefer Rapport) aufgebaut. Ein Gefühl von Vertrautheit kann darüber hinaus durch die Methode der Wertelizitation[3] gezielt vertieft werden. Andere Rapport ermöglichende Maßnahmen sind z. B. Ortswechsel (diese schaffen schnell ein Gefühl von Vertrautheit und „gemeinsam dort sein"), Körperhaltungswechsel (z. B. Platztausch) sowie physische Berührungen.

An Rapport-Techniken werden in diesem Buch insbesondere die „klassischen", auf die Erkenntnisse von Bandler und Grinder zurückgehenden Methoden aus dem Bereich der NLP vertieft (siehe Kapitel V: Rapport). Daneben wird das Gesprächskonzept „weiter und tiefer Rapport" behandelt. Zusätzlich werden in diesem Buch die relevanten hypnotischen Grundlagen dargestellt (Leading, Zustandsevokation, nonverbale Kommunikation, Einsatz von vager Sprache, Einsatz von Geschichten und von Fragen). Auch grundlegende Sprachmuster werden in diesem Buch erläutert. Die Milton-Modell-Sprachmuster und viele weitere Bespiele finden Sie im HypnoDeck-Lernkartenset.

Die folgende Graphik zeigt vereinfachend das vom Autor zugrunde gelegte Verführungsmodell. Es werden in der Graphik einige Beispiele für verschiedene Verführungstechniken genannt. Für Details zum Verführungsmodell und die als Beispiele erwähnten Techniken wird auf die weiterführende Literatur bzw. Seminare und Workshops verwiesen. Im deutschsprachigen Raum lehrt Robert Bednarek die Verführungskunst und stellt in seinen Seminaren die genannten Techniken sowie weitere Tricks und Methoden für die einzelnen Phasen der Verführung genauer vor.

---

2. Auf eine Reihe von Rapporttechniken wird in diesem Buch eingegangen, soweit diese für den Prozess der Gesprächshypnose relevant sind. Für weitere Techniken (z.B. Handlesen, Mentalspiele, etc.) wird auf die einschlägige Verführungsliteratur hingewiesen.
3. Dies ist eine weitere NLP-Technik, die im Bereich der Verführung angewendet wird. Dabei geht es darum, die Wertvorstellungen einer Frau in Erfahrung zu bringen und sich im weiteren Gesprächsverlauf darauf zu beziehen. Die Technik hat nichts mit Hypnose zu tun und wird daher hier nicht behandelt. Für eine allgemeine Erläuterung sei auf Tony Clinks Darstellung (Clink 2004, Chapter 10) verwiesen. Eine wertvolle andere Sichtweise liefert Juggler (Juggler alias Wayne Elise, Compiled Archives, Eliciting Values vs. I am the price).

Verführungsmodell

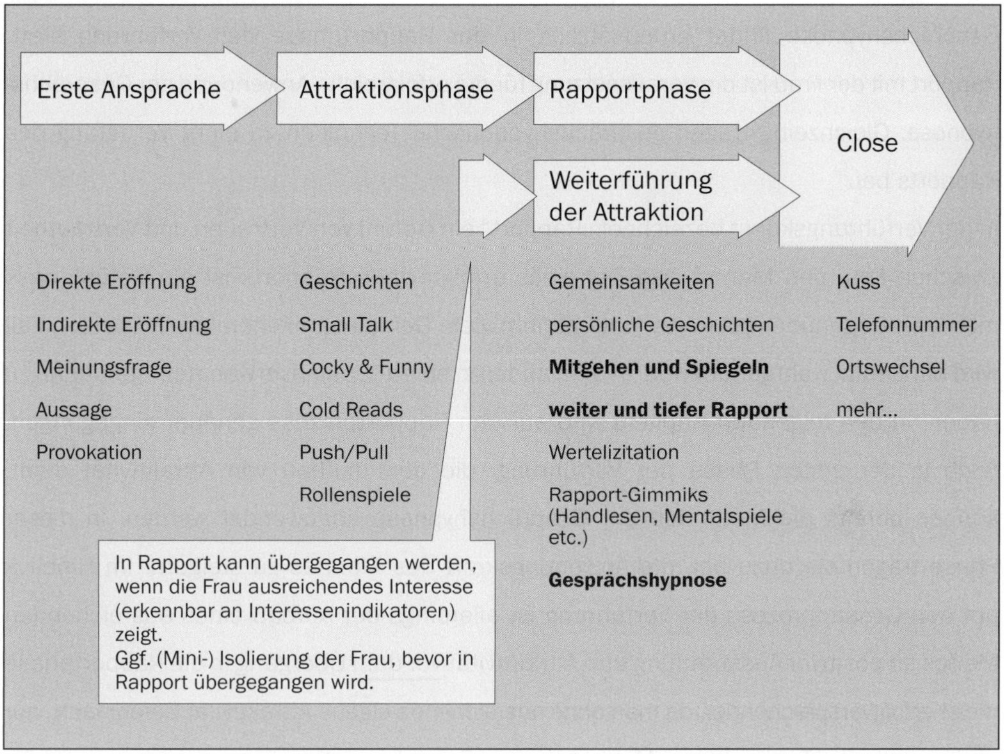

Das oben beschriebene Verführungsmodell wurde beeinflusst von den Konzepten, wie sie in den Internetforen der Verführungsszene (insbesondere mASF/www.fasteduction.com) zu finden sind, sowie von den Methoden internationaler Verführungskünstler wie Mystery und Badboy.

Einordnung in das Verführungsmodell

Gesprächshypnose findet grundsätzlich in der Rapportphase der Verführung statt. Rapport mit der Frau ist die Voraussetzung für die erfolgreiche Anwendung der Gesprächshypnose. Gleichzeitig tragen gesprächshypnotische Techniken zu einer Vertiefung des Rapports bei.

In der Verführungskunst bezeichnet „Rapport“ ein Gefühl von Vertrauen und Vertrautheit zwischen Frau und Mann.[4] Das Ziel eines erfolgreichen Rapports ist ein Gefühl, dass man sein Gegenüber gut kennt und mit ihm viele Gemeinsamkeiten hat. Im besten Fall wird ein Gefühl wahrgenommen, in dem anderen einen „Seelenverwandten“ gefunden zu haben. In den folgenden Kapiteln wird auf den Rapportprozess genauer eingegangen. Auch in der ersten Phase der Verführung, die dem Aufbau von Attraktivität dient, können bereits die Methoden der Gesprächshypnose angewendet werden. In dieser Phase tragen sie dazu bei, die Anziehungskraft des Mannes zu steigern. Im Hinblick auf den Gesamtprozess der Verführung ist allerdings der Aufbau eines ausreichenden Maßes an positiver Ausstrahlung und Attraktivität vor dem Übergang in die Rapportphase meist erfolgversprechender, da man ohne ausreichende eigene Attraktivität Gefahr läuft, nur als kumpelhafter Typ nach dem Motto „Lass uns Freunde sein!“ wahrgenommen zu werden.

> Für die Anwendung von Gesprächshypnose ist es erforderlich, dass man bereits ein gewisses Maß an Übereinstimmung und Bezogenheit aufeinander mit seinem Gegenüber erreicht hat.
> Meist ist die Anwendung von Gesprächshypnose nach dem Aufbau von Attraktivität und dem Übergang in die Rapportphase effektiver als die zu frühe Anwendung dieser Techniken.

---

4 Nach der NLP-Definition von Rapport (siehe unten: Kapitel V: Rapport) kann auch die Interaktion in der Attraktionphase als eine besondere Form von Rapport aufgefasst werden.
Denn auch in der Attraktionsphase gehen beide Personen (Verführer und Zielobjekt) aufeinander ein. Dies ist gerade bei Techniken wie Push/Pull und Cocky Funny zu beobachten. In der Attraktionsphase wird die Attraktivität des Mannes aber gerade dadurch erhöht, dass nicht zu jeder Zeit Rapport (im Sinne von offensichtlichem Interesse an der anderen Person) gezeigt wird.

Andere Verführungsstrategien (z.B. Mystery Method) arbeiten zum Teil mit anderen Begriffen für die unterschiedlichen Phasen, legen eine andere oder feinere Unterteilung zugrunde bzw. haben eine andere Herangehensweise. Für diese Methoden wird empfohlen, Gesprächshypnose erst anzuwenden, nachdem ein ausreichendes Maß an Vertrautheit erreicht wurde.

Für das Ansprechen von Gruppen oder einzelner Personen innerhalb einer Gruppe gilt:

- Grundsätzlich kann Gesprächshypnose wie jede Form der Hypnose auch für Gruppen mit mehreren Personen angewendet werden. Dies ist das Geheimnis vieler erfolgreicher und emotional packender Redner.
- Für die Verführung einer einzelnen Person ist es sinnvoll, gesprächshypnotische Muster zu verwenden, nachdem die anvisierte Frau aus der Gruppe isoliert wurde. Für den Fall, dass man eine Frau nicht von der Gruppe entfernen konnte („Isolation"), kann es auch ausreichen, sich nur mit einer Frau zu beschäftigen und volle Aufmerksamkeit zu bekommen („Mini-Isolation").

II. Trance und Hypnose

In der Hypnose, wie auch in der Gesprächshypnose, wird bei der hypnotisierten Person ein Trance-Zustand hervorgerufen. Was genau ist das, und wie genau geht das vor sich?

Trance

Trance ist, allgemein gesprochen, ein „veränderter Bewusstseinszustand". Dabei ist es hilfreich, unter dem Begriff Trance Folgendes zu verstehen:

- In Trance ist die Aufmerksamkeit auf etwas fokussiert. Dies kann etwas Inneres oder etwas Äußeres sein.
- Durch diesen Aufmerksamkeitsfokus sind Teile des „normalen" Wachbewusstseins ausgeschaltet oder vermindert.
- Trance ist Teil normaler Bewusstseinsprozesse, da sich der menschliche Geist immer auf irgendetwas konzentriert – manchmal allerdings nur für kurze Zeit. Der Hypnotiseur greift also lediglich auf normale Bewusstseinsvorgänge zurück.
- In Trance ist ein Mensch beeinflussbarer, das heißt, es ist wahrscheinlicher, dass er auf Suggestionen (Vorschläge bzw. Anweisungen anderer Menschen) eingeht.

> Trance ist nichts anderes als die besonders fokussierte Aufmerksamkeit einer Person. In der Gesprächshypnose versucht der Hypnotiseur während eines normalen Gespräches, die Aufmerksamkeit der anderen Person zu fokussieren und zu lenken.

Trance durch Fokus nach innen

Beispiele für spontan auftretende Trance-Zustände sind jegliche Arten von Tagträumen, bei denen die Aufmerksamkeit für kurze Zeit auf den Traum bzw. auf einen bestimmten Gedanken fokussiert ist.

Ein bekanntes Beispiel ist die „Fahrstuhl-Trance“: Ich bin so in meine Gedanken vertieft, dass ich den Fahrstuhl verlasse, obwohl er auf dem falschen Stockwerk hält.

Trance durch Fokus auf etwas Äußeres

Bei mir persönlich trat in meiner Jugend oft die „Lese-Trance“ auf. Ich war so in meine Lektüre vertieft, dass ich den Ruf meiner Mutter zum Essen überhörte.

Trance-Zustände mit intensivem Fokus auf etwas Äußeres treten etwa auch beim Fernsehen oder Computerspielen auf.

Hypnose

Bei der Hypnose wird ein Trance-Zustand durch die Fokussierung der Aufmerksamkeit auf den Hypnotiseur hervorgerufen. Obwohl dabei die Aufmerksamkeit vermeintlich auf dem Hypnotiseur (etwas Äußerem) liegt, ist die Wahrnehmung in der Hypnose tatsächlich nach innen gerichtet (in die Welt der eigenen Gedanken und Gefühle). Der Hypnotiseur leitet die Aufmerksamkeit des anderen durch die Anwendung nonverbaler Signale und entsprechender Sprachmuster.

In der „klassischen“ Hypnose (Therapie/Show etc.) ist der zu hypnotisierenden Person klar, dass ein derartiger Zustand angestrebt wird (z. B. Showhypnose), oder es wird sogar abgesprochen, welcher Zustand erreicht werden soll bzw. welche Suggestionen vom Hypnotiseur gegeben werden sollen (Hypnotherapie).

Gesprächshypnose

Die Gesprächshypnose ist ein durch den intensiven Fokus auf den Gesprächspartner/die Gesprächsthemen (bzw. die sich daraus entwickelnden eigenen Gedanken und Gefühle der hypnotisierten Person) hervorgerufener veränderter Bewusstseinszustand.

Der veränderte Zustand tritt im Rahmen eines normalen Gesprächs auf, ohne dass dies der zu hypnotisierenden Person vorher bewusst ist. Im Laufe des Gesprächs verschiebt

sich der Bewusstseinszustand meines Gesprächspartners hin zu einer Art Trance, und die Wahrnehmung des anderen fokussiert sich zunehmend.
Im Gespräch ist es möglich, dass sich Phasen von Trance und normalem Gespräch abwechseln (siehe auch unten, Fraktionierung).

Unterschiedliche Trance-Tiefe

Meist werden Menschen in Gesprächen nicht in derart tiefe Trance-Zustände versetzt wie in der „klassischen" Hypnose (Therapie/Show etc.), bei der mit voller Zustimmung der zu hypnotisierenden Person, und an einem dafür geeigneten Ort, die Trance herbeigeführt wird.
Es ist jedoch nicht ungewöhnlich, dass in einem Gespräch auch mittlere Trance-Zustände auftreten (z. B. Armlevitation, Hundeblick etc.). Geübte Hypnotiseure können aus einem Gespräch heraus auch tiefere Trance-Zustände bei einer Person hervorrufen.

Fraktionierung

Eine Möglichkeit, die Trance zu vertiefen, besteht darin, Phasen eines normalen Gesprächs bzw. eines normalen Wachzustandes mit Phasen von Trance-Zuständen abzuwechseln.
Im Rahmen einer Gesprächshypnose erreicht man dies dadurch, dass man den Trance-Zustand immer wieder unterbricht, indem der Hypnotiseur/Verführer

- das Thema wechselt bzw. abschweift: „Übrigens ...",
- der Frau/der zu hypnotisierenden Person eine Frage stellt (und auf die Antwort wartet),
- Rapport für einen Moment unterbricht (z. B. Änderung der Körperhaltung, um nicht mehr mit der Haltung der Frau mitzugehen),
- die Tonlage von der „Trance-Tonlage" zur normalen Gesprächstonlage wechselt,
- die Sprechgeschwindigkeit variiert (z. B. schneller wird als in der Trancephase).

Nach einer kurzen Abschweifung kann wieder auf hypnotische Sprache eingeschwenkt werden. Der nach der Unterbrechung folgende Trance-Zustand ist oft tiefer als der vorherige. So kann unter Umständen eine bestimmte Trance-Tiefe schneller erreicht werden. Diesen Vorgang der wiederholten Unterbrechung der Trance bezeichnet man als Fraktionierung.

FRAKTIONIERUNG

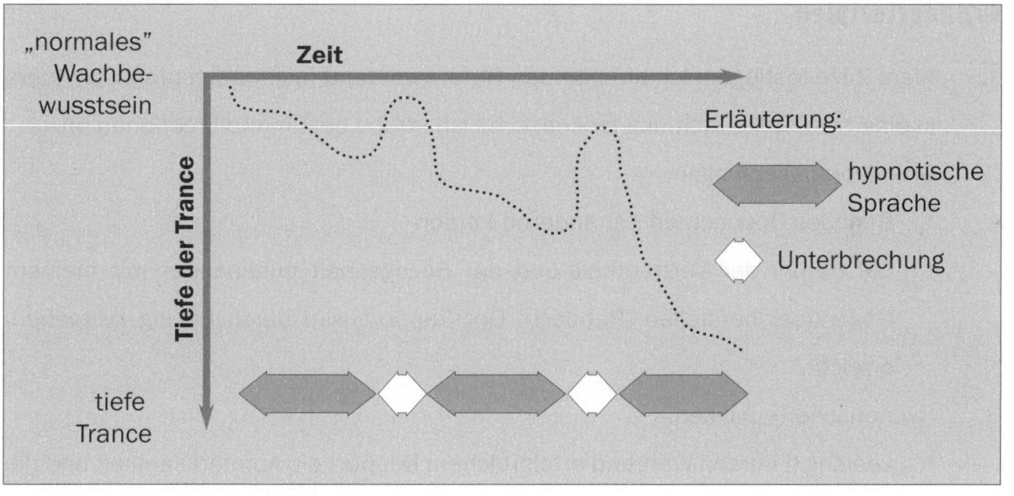

Trance und Suggerierbarkeit

In einer (gesprächs-)hypnotischen Trance ist die hypnotisierte Person stärker beeinflussbar als im normalen Wachbewusstsein. Das heißt, die Person nimmt Befehle und Vorschläge (Suggestionen) eher an und entwickelt weniger Widerstände dagegen. Damit ist die Person verwundbarer und gefährdeter als im normalen Wachzustand. Denn ein Teil ihrer Abwehr- und Schutzmechanismen ist ausgeschaltet.

Daher ist es wichtig, dass sich der Hypnotiseur seiner Verantwortung bewusst ist und den Hypnosezustand nur zu positiven Zwecken einsetzt.

> Der Hypnotiseur hat eine hohe Verantwortung und darf die Verletzbarkeit der hypnotisierten Person nicht missbrauchen. Suggestionen sollten daher immer positive Inhalte haben.

III. Gesprächshypnose: Grundprinzipien

Ziel der Gesprächshypnose ist es, den Gefühlszustand und die Gedanken des anderen zu lenken. Dies geschieht durch die Anwendung der folgenden Grundprinzipien:

Grundprinzipien

1. Klare Ziele festlegen: Ich möchte den Gefühlszustand meines Gesprächspartners in eine bestimmte Richtung lenken; d. h., ich strebe bestimmte Emotionen an.
2. Grundvoraussetzungen:
   - Genaues Beobachten der anderen Person
   - Ein Gefühl der Vertrautheit und der Bezogenheit aufeinander mit meinem Gegenüber herstellen (Rapport): Der Rapport wird durch Pacing (Mitgehen) erreicht.
3. Hypnotische Techniken:
   - Leading (Führen): Während erfolgreichem Rapport die Aufmerksamkeit und die Emotionen des Anderen lenken
   - Sich zuerst selbst in den Zielzustand begeben (Go First-Prinzip)
   - Genaue Beschreibung emotionaler und körperlicher Erfahrungen
   - Ansprechen aller Sinne (Sehen, Hören, Fühlen, Riechen, Schmecken)
   - Beschreiben körperlicher Vorgänge (z. B. Herzklopfen)
   - Verwenden von hypnotischen Mustern
4. Grundregel für Verführung: Nur positive Gefühlszustände verwenden!
5. In Form eines normalen Gesprächs bzw. von erzählten Geschichten

Wichtigkeit nonverbaler Kommunikation

Im Bereich des Neurolinguistischen Programmierens (NLP) wird angenommen, dass 55% der Kommunikation über Körperhaltung, 38% über Tonalität und nur 7% über Worte/Inhalte kommuniziert werden.

Für die Rapportphase (Pacing und Leading) und für gesprächs-hypnotische Techniken insgesamt ist es wichtig festzustellen:

- Das „wie“ der Kommunikation ist wichtiger als das „was“.
- Kommunikation spielt sich zum großen Teil „unbewusst“ ab. Dabei ist den Menschen meist nicht klar, warum sie jemanden „mögen“, ihm „vertrauen“ etc.

Wie bei einem Eisberg ist der sichtbare (bewusste) Teil der Kommunikation deutlich kleiner als der unter der Oberfläche bleibende, unbewusste Teil.

Als Verführer habe ich das Ziel, die Frau auf der unbewussten Ebene für mich zu gewinnen. Es ist nicht möglich jemanden auf der logischen Ebene davon zu überzeugen, sich zu verlieben. Nur Veränderungen auf der unbewussten Ebene führen zum Ziel.

Bewusste vs. unbewusste Kommunikation

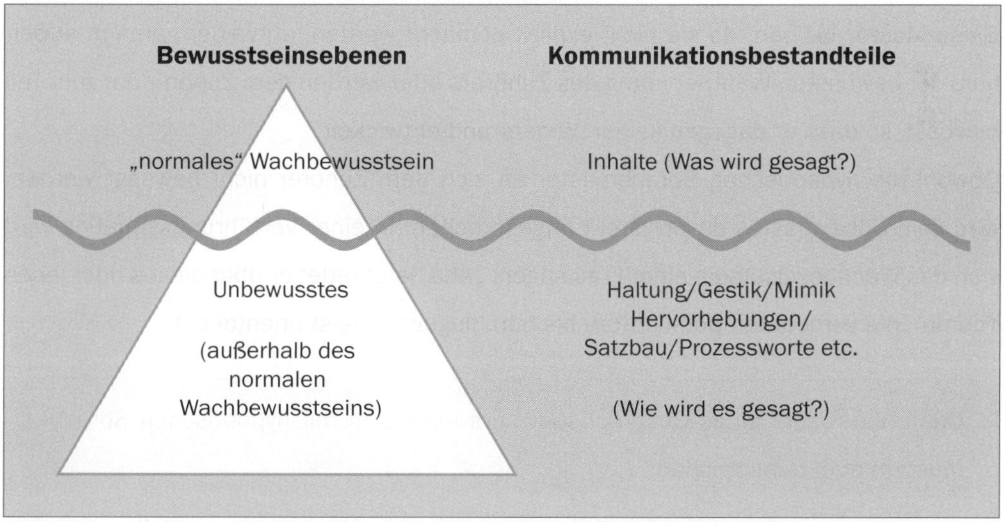

Anwendung hypnotischer Muster

Gesprächshypnose ist dadurch gekennzeichnet, dass neben der Anwendung der obigen Grundprinzipien und dem Fokus auf nonverbale Kommunikation hypnotische Sprachmuster eingesetzt werden.

Hypnotische Sprachmuster erzeugen Veränderungen im Bewusstsein des Zuhörers/ der Zuhörerin durch

- Anleitung, so dass der Zuhörer „mitgehen" kann – siehe Kapitel VI und VII,
- Verwendung nonverbaler Signale (analoges Markieren) – siehe Kapitel VIII,
- Verwendung von Metaphern – siehe Kapitel IX,
- Verwendung von Zitaten – siehe Kapitel X,
- vage Beschreibungen – siehe Kapitel IX,
- Anwendung von Milton-Modell-Sprachmustern – siehe Kapitel XI und HypnoDeck-Lernkartenset,
- verdeckte Vorannahmen (Präsuppositionen) – siehe Kapitel XI und HypnoDeck-Lernkartenset,
- Fragen – siehe Kapitel XII.

Diese Muster bleiben, da sie nicht explizit gemacht werden, entweder gänzlich außerhalb der bewussten Wahrnehmung des Zuhörers oder werden dem Zuhörer nur zum Teil bewusst, so dass er dagegen keinen Widerstand entwickelt.

Obwohl die hypnotischen Sprachmuster an sich dem Zuhörer nicht bewusst werden, wird sein Unbewusstes davon direkt angesprochen. In einer Verführungssituation wird sich das Wachbewusstsein einer Frau sagen: „Aha, jetzt redet er über dieses oder jenes Thema"; die verdeckten Botschaften bleiben hingegen meist unentdeckt.

> Das Unbewusste eines Gesprächspartners lässt sich mit hypnotischen Sprachmustern direkt ansprechen.

Beispiel:

Im folgenden Beispiel verwende ich das hypnotische Muster „Zitat“. Mit einem Zitat distanziere ich mich vom Gesagten: Ich sage den Inhalt nicht, sondern jemand anderes sagt es! Dabei spielt es keine Rolle, ob diese Aussage tatsächlich von jemand anderem gemacht wurde. Ich beziehe mich einfach auf eine reale oder erfundene andere Person und zitiere diese. In dieses Zitat baue ich dann noch einen „verdeckten Befehl“ (in Fettdruck) ein.

Der folgende Satz könnte zu einer Frau gesagt werden:

Verführer: „Meine Ex-Freundin sagte, bevor wir zusammenkamen: ‚Wenn ich mich **entscheide, mit jemandem zu schlafen**, habe ich es mir gut überlegt.‘“

Die Frau wird sich denken: „Aha, er redet über seine Ex-Freundin und zitiert sie!“. In Wirklichkeit habe ich dieses Zitat vielleicht komplett erfunden und mich darauf konzentriert, den „eingebetteten Befehl“ richtig zu betonen.

Unbewusst wird die Frau diesen Befehl direkt auf sich beziehen und verstehen: „Entscheide Dich, mit jemandem zu schlafen!“, und wird dann danach suchen, wer dieser jemand sein könnte.

Das „jemand“ ist absichtlich vage gehalten. Der Verführer könnte, während er den Satz spricht, bei dem Begriff „jemand“ auf sich zeigen, um den Befehl durch eine Kombination von vager Sprache und nonverbalem Signal eindeutiger zu machen: „Entscheide Dich, mit mir zu schlafen!“

Zur Verwendung nonverbaler Signale und verdeckter Befehle finden sie eine detaillierte Erläuterung unter Kapitel VIII.

Diese Grundprinzipien und Muster sollen im Folgenden diskutiert werden. Weitere Beispiele finden Sie im HypnoDeck-Lernkartenset.

IV. Beobachten der anderen Person

Die Voraussetzung dafür, seinen Gesprächspartner in gewünschte emotionale Zustände versetzten zu können, ist das genaue Beobachten der anderen Person.
Der menschliche Körper unterliegt sich ständig verändernden biochemischen Zuständen. Diese minimalen körperlichen Veränderungen stehen in engem Zusammenhang mit emotionalen Veränderungen. Mit einem Gedanken allein kann sich der elektrische Hautwiderstand, die Durchblutung, die Herzfrequenz oder die Atemfrequenz von einer Sekunde auf die andere verändern! Und manche dieser Veränderungen sind sogar mit dem bloßen Auge beobachtbar! So gesehen sind die Haut, das Gesicht, die Augen, der gesamte Körper und dessen Haltung ein „Spiegel der Seele".

Veränderungen im Äußeren deuten auf Veränderungen des Gefühlszustands eines Menschen (Gedanken, Emotionen) hin. Durch genaue Beobachtung kann man oft anhand äußerer Veränderungen herausfinden, was im Inneren einer anderen Person vor sich geht.

Grobindikatoren für emotionale Veränderungen

Beim Beobachten von äußeren Veränderungen im Gespräch mit einer Frau sind eine Reihe von Grobindikatoren wichtig.
Diese Grobindikatoren dienen in der Attraktionsphase dazu, die Wahrnehmung der eigenen Attraktivität durch die Frau abzuschätzen. Der Verführer kann auf dieser Grundlage abschätzen, ob seine von der Frau wahrgenommene Attraktivität groß genug ist, um zu Rapport ermöglichenden Techniken überzugehen (vergleiche dazu auch die Diskussion der Interessenindikatoren in der einschlägigen Literatur).
Die nachfolgend genannten Grobindikatoren sind darüber hinaus geeignet, grundlegende Veränderungen im Zustand des Gesprächspartners zu beobachten und die erreichte unbewusste Übereinstimmung mit der anderen Person grob einzuschätzen.

Für genauere Beobachtung und Einschätzungen in der Rapportphase wird auf das Kapitel V: Rapport verwiesen.

Grobindikatoren für emotionale Veränderungen

Haltung/Bewegungen/Gestik/Mimik der Frau

Änderungen der Haltung und Bewegungen der Frau sind häufig sehr offensichtliche Indikatoren. Sie geben dem Verführer Aufschluss über den Grad der Übereinstimmung und die von der Frau wahrgenommene Attraktivität des Mannes:

- Körperhaltung (verschlossen oder offen)
- Wie sehr ist mir die andere Person zugewandt? (Dreht sie sich zu mir hin?)
- Entfernung (kommt sie näher?)
- Bewegungen (z. B. sog. Interessenindikatoren wie Spiel mit den Haaren)
- Berührungen (Berührt mich die andere Person?)
- Mimik
  - Lächeln (mehr oder weniger Lächeln?)
  - Sonstige Gesichtsausdrücke

Darüber hinaus sind für das Beobachten sich verändernder emotionaler Zustände weitere, häufig sehr kleine Veränderungen wichtig. Diese sollen nachfolgend diskutiert werden. Hier muss man schon genauer hinschauen. Grundsätzlich gilt jedoch: Die absolute Ausprägung ist weniger wichtig. Wir versuchen Veränderungen wahrzunehmen, um daraus abzuleiten, ob sich die Frau in einen anderen Zustand (z. B. gewünschte Emotion) begeben hat.

Achtung: Wenn man zu genau hinschauen muss, konnte sich die Frau noch nicht in den gewünschten Gefühlszustand versetzen, oder aber der gewünschte Zustand ist nicht besonders tief. In diesem Fall gilt es, den gesprächshypnotischen Ansatz zu ändern oder zu verbessern oder einfach meinem Gegenüber mehr Zeit zu geben, um den gewünschten Zustand zu erreichen.

Feinindikatoren für emotionale Veränderungen

Die folgenden Feinindikatoren kann man meist nur beobachten, wenn man sich in einer entsprechenden Umgebung aufhält, die derartige Beobachtungen überhaupt zulässt. So kann man in Diskotheken und lauten Bars aufgrund der Gegebenheiten (wenig oder schwieriges Licht, hohe Lautstärke, viele Leute, Reizüberflutung) solche Unterschiede kaum beobachten, auch wenn die Veränderungen tatsächlich stattfinden sollten. Die Beobachtung der Feinindikatoren ist daher erst in geeigneten „Rapport-Örtlichkeiten" (z. B. eigene Wohnung, ruhiges Restaurant, ruhige Bar etc.) von Bedeutung.

Feinindikatoren für emotionale Veränderungen

Blick	
wach/hin und her springend	starr
Augen	
Pupillen fokussiert Pupillen eng	defokussiert Pupillen geweitet
Hautfarbe	
heller (blass)	dunkler (rötlicher)
Atmung	
schnell Brustatmung	langsam Bauchatmung
Lippengröße (Unterlippe)	
Falten	keine Falten

Ein Trance-Zustand wird allgemein durch einen scheinbar auf den Sprecher fokussierten (gleichzeitig aber defokussierten Blick) mit geweiteten Pupillen angedeutet (sog. Hundeblick).

Eine leichte Rötung der Haut bedeutet Entspannung, da mehr Blut durch die geweiteten Blutgefäße der Haut fließt. Eine deutliche Entspannung kann man auch an einem Anschwellen der Unterlippe erkennen, denn weniger Falten bedeuten mehr Blut in der Unterlippe.

Je nach angestrebtem emotionalem Zustand sind unterschiedliche Veränderungen zu beobachten. Enthusiasmus und Begeisterung etwa gehen eher mit einer schnellen Atmung einher. Entscheidend ist immer die Veränderung selbst, nicht ihre absolute Ausprägung, da jede Person in der spezifischen Situation einen anderen „Normalzustand“ hat.

> Auch bei den Feinindikatoren kommt es auf die genaue Beobachtung einzelner Veränderungen an, um Änderungen emotionaler Zustände zu bemerken.

V. Rapport

Rapport mit einem anderen Menschen ist ein Prozess des „aufeinander Eingehens“ und des „miteinander beschäftigt Seins“, bei dem die Aufmerksamkeit jeweils auf den anderen gerichtet ist.

- Allgemein beinhaltet Rapport die Bezogenheit eines Menschen auf den/die anderen Menschen. Dies beinhaltet ein hohes Maß an Aufmerksamkeit für die andere Person und entsprechend geringere Aufmerksamkeit für die übrige Welt.
- Rapport ist ein Wechselspiel von Aktion und Reaktion.
  - Die Übereinstimmung und Bezogenheit aufeinander schafft häufig ein Gefühl der Vertrautheit und der Sympathie. Rapport in diesem Sinne ist die Voraussetzung für eine erfolgreiche Verführung.
  - Allerdings ist z.B. auch ein Streit eine Form des Rapports, häufig sogar eine besonders intensive, bei der die beiden Parteien die Welt um sich herum – wie in Trance – vergessen.

Der Rapport ist umso tiefer, je höher der Grad der Bezogenheit beider Gesprächspartner aufeinander ist.

Rapport äußert sich in der Gesprächssituation durch Anpassung und Synchronisation sowohl verbaler (Worte, Inhalte, wie etwas gesagt wird) als auch nonverbaler (Körperhaltung, Gestik, Mimik) Kommunikation.

Rapport im Bereich der Hypnose

Im Bereich der Hypnose beschreibt man Rapport als einen Zustand, in dem die Suggestionen des Hypnotiseurs unkritisch von der hypnotisierten Person übernommen werden. D. h., die Person folgt dem Hypnotiseur in einen Trance-Zustand und übernimmt die in diesem Zustand gegebenen Suggestionen, seien es direkte Anweisungen oder verdeckte Befehle. Diese unkritische Haltung gegenüber den Suggestionen des Hypnotiseurs machen wir uns auch im Bereich der Gesprächshypnose zu Nutze.

In Rapport werden Suggestionen des Hypnotiseurs von der anderen Person unkritisch übernommen.

Rapport für Gesprächshypnose und Verführung

Allgemein kann man sagen, dass ein Gefühl von Vertrautheit und Sympathie (bzw. allgemein ein hoher Grad unbewusster Übereinstimmung mit meinem Gesprächspartner) eine Voraussetzung dafür ist, Suggestionen und emotionale Zustände einer anderen Person unkritisch anzunehmen. Somit ist das Vorliegen von Rapport die Voraussetzung für das erfolgreiche Führen der zu hypnotisierenden Person durch die vom Hypnotiseur gewünschten emotionalen Zustände.

Insbesondere für Zustände, die für Verführung nützlich sind, wie z.B. das Gefühl sexueller Erregung, ist es wichtig, Rapport (im Sinn von Vertrautheit mit der anderen Person) erreicht zu haben, weil die Frau andernfalls zögern könnte, in solche emotionalen Zustände im Beisein eines Mannes hineinzugehen. Denn ohne erfolgreichen Rapport ist der Mann noch zu fremd. Im Rapport ist er ein Vertrauter, mit dem man auch intimere Zustände teilen kann.

Rapport ist die Voraussetzung für erfolgreiche Gesprächshypnose.

Rapport-Herangehensweisen

Wie stelle ich nun den für eine erfolgreiche Verführung und die Anwendung von Gesprächshypnose notwendigen Rapport her?

Ein gezieltes Suchen nach Gemeinsamkeiten ist dazu nicht geeignet, da es bei meinem Gesprächspartner häufig zu einer Abwehrhaltung führt. Insbesondere in der Verführungs-situation bewirkt eine allzu offensichtliche Suche nach Gemeinsamkeiten eher eine Minderung der männlichen Attraktivität. Das offensichtlichste Beispiel ist die Frage „Kommst Du öfter her?“ - diese Frage bettelt geradezu nach Rapport, nämlich der Gemeinsamkeit in Bezug auf das Verhalten/Ausgehgewohnheiten und ist gerade deshalb zum Scheitern verurteilt.

Besser ist es, die Gemeinsamkeiten - scheinbar - eher zufällig aufkommen zu lassen. Deshalb eignen sich z.B. Meinungsfragen und Aussagen besser für das erste Ansprechen: Damit versuchen Sie, zumindest auf den ersten Blick, keine Übereinstimmung zu erzwingen.

Besonders geeignet sind auch Aussagen, die die Realität der Frau unmittelbar pacen und die mit dem mitgehen, was sie denkt oder fühlt bzw. wie sie sich verhält. Dazu bietet sich etwa der Gebrauch von Stereotypen an, d.h., ich spreche Gefühle bzw. Gedanken an, die fast jeder Mensch schon einmal erlebt oder gefühlt hat.

Ebenfalls geeignet, um eine Frau anzusprechen, sind Aussagen, leicht arrogante Bemerkungen oder sogar leichtes Provozieren. Dabei wird der Rapport auf den ersten Blick unterbrochen (bzw. gar nicht erst hergestellt). Das heißt, es ist offensichtlich, dass kein Rapport erzwungen werden soll. Dies erlaubt der Frau, ein Gefühl von Bezogenheit auf und Interesse an dem Gesprächspartner - sozusagen aus ihrer eigenen Entscheidung heraus - aufzubauen.

Ein Beispiel, welches Pacing der Realität der Frau (= Rapport ermöglichen) mit einer leichten Provokation (= Rapport unterbrechen) verbindet, ist das Folgende: Ich fuhr in einem Bus und war vertieft in meine Zeitung. Plötzlich bemerkte ich, wie eine attraktive Frau in meiner Nähe die Rückseite meiner Zeitung las. Ich sagte: „Hey, Du kannst nicht einfach die Nachrichten aus **meiner** Zeitung **rauslesen**.“ - (Betonung auf „meiner“ und „rauslesen“ - ich tat so, als ob ich Sie bei einem Diebstahl erwischt hätte.) Unmittelbar danach redete ich über die Meldungen des Tages (= Rapport ermöglichen) und ging dann zu persönlichen Themen über - ich erzählte, wo ich hinfahre und was ich gestern gemacht habe (= Rapport ermöglichen, aber auch schon Führen zu erwünschten Zuständen).

Rapport funktioniert am besten außerhalb des Bewusstseins der anderen Person.

Frauen wollen, wie alle Menschen, am liebsten selbst entscheiden, auf wen sie zugehen, wem sie sich weiter annähern und mit wem sie sich emotional verbinden wollen. Und sie messen demjenigen, der eine solche Annäherung erzwingen will, häufig einen niedrigeren Status bei.

Für die Verführung ist deshalb das Erzwingen von Übereinstimmungen und Gemeinsamkeiten ungeeignet.

Vielmehr ermöglicht der Hypnotiseur/Verführer den Rapport (im Sinne eines Gefühls von Gemeinsamkeiten) durch geschicktes Anwenden unbewusster Techniken wie Pacing (Mitgehen) und Spiegeln. Dazu unten mehr.

> Rapport kann man nur ermöglichen, nicht erzwingen!

Die folgende Graphik vergleicht „Rapport ermöglichen" und „Rapport erzwingen" und zeigt die Relevanz dieser Konzepte für die Verführung auf.

Überblick Rapport-Herangehensweisen

Rapport erzwingen	**Rapport ermöglichen**
Für den anderen offensichtliche Suche nach Gemeinsamkeiten: • „Interviewfragen" • offensichtliche Kommentare • Komplimente	Für den anderen nicht offensichtliches Herstellen von Gemeinsamkeiten • „unschuldige" Meinungsfrage • Diskussion verschiedener Themen • Mitgehen und Spiegeln
Im Bewusstsein der anderen Person (z.B. der Frau)	Unterhalb der Wahrnehmung des anderen (z.B. der Frau)
Verringert in der Regel Attraktivität des Mannes (unbewusstes Signal von zu starkem bzw. nicht begründeten Interesse)	Kompatibel mit gleichbleibender bzw. steigender Attraktivität des Mannes, aber auch mit dem Aufbau von Freundschaft
Führt meist <u>nicht</u> zum erstrebten Rapport.	**Führt zu natürlichem Rapport.**

Um den Grad der Übereinstimmung in der Rapportphase zu testen, übernimmt der Verführer kurzzeitig die Führung, d.h., der bewusst hergestellte Gleichklang mit der anderen Person wird vorsichtig aufgehoben (z.B. wird die Körperhaltung vorsichtig verändert, um zu sehen, ob die andere Person mitgeht).

Oberflächlich ist dieses Vorgehen einer kurzen Unterbrechung des Rapports sehr ähnlich. Der Unterschied liegt lediglich im Zweck. Wenn ich bei einem solchen Test feststelle, dass ich noch nicht „führen" kann, kehre ich schnell wieder zur Strategie des Mitgehens und Rapport-Ermöglichens zurück und versuche zu einem späteren Zeitpunkt erneut zu testen.

Möchte ich den Rapport grundsätzlich unterbrechen, so verändere ich ebenfalls meine Strategie, ich nehme beispielsweise eine andere Körperhaltung ein, unterbreche den Rapport aber schließlich so lange, bis er nicht mehr besteht. Ich nehme also nachhaltig eine andere Körperhaltung ein, wende mich ab oder widerspreche verbal.

In der Verführungskunst wird eine Unterbrechung des Rapports etwa zum Zweck der Fraktionierung gezielt eingesetzt. Damit wird ein gewisses „Reaktionspotential" aufgebaut, welches bei der Frau das Verlangen nach mehr Bezogenheit und Übereinstimmung entstehen lässt. Anschließend kann meist umso mehr Vertrautheit hergestellt werden. (Achtung: Das Unterbrechen des Rapports darf nicht übertrieben werden! Sonst kann es passieren, dass mein Gegenüber plötzlich gar keinen Rapport mehr zulässt. In diesem Fall wirken Sie eher „arrogant" und unnahbar.

Überblick Rapport testen vs. Rapport unterbrechen

Rapport testen	Rapport unterbrechen
Testhandlung, um zu sehen, ob andere Person mitgeht (d.h. im Rapport ist).	Für den anderen offensichtliches Zerstören von Gemeinsamkeiten (vor oder nach Vorliegen von Rapport)
Wird eingesetzt nach einer Phase von „Rapport ermöglichen". Wenn die andere Person nicht mitgeht, geht man sofort zurück zu „Rapport ermöglichen" • Einnehmen einer entspannteren Körperhaltung • Wechsel zu intimeren Themen	• Mismatchen des anderen • jmd. die „kalte Schulter" zeigen • die Beziehung „einfrieren" • Wegdrehen/Abwenden • Widersprechen • nicht mehr reagieren
Unterhalb der Wahrnehmung der anderen Person	Unterhalb der Wahrnehmung oder offensichtlich
Übernehmen von Führung unter Beibehaltung von Rapport	Dosiert eingesetzt kann es in der Attraktionsphase die Attraktivität des Mannes steigern.
Bei erfolgreichem Test bleibt der vorher aufgebaute Rapport bestehen.	**Unterbrechen des Rapport (zumindest für den Moment)**

Rapport-Prozess: Pacing

Ziel des Rapport-Prozesses ist es, der anderen Person (oder sogar einer Gruppe) ein Gefühl von Vertrautheit zu geben.

Dabei kann der Hypnotiseur/Verführer (oder allgemein jede Person, die Rapport herstellen möchte), eine Strategie verwenden, die für den Hypnotiseur/Verführer bewusst kontrollierbar ist, die aber außerhalb der Wahrnehmung des anderen bleibt: den Prozess des Pacings.

Pacing heißt Herstellung von bewussten und unbewussten Gemeinsamkeiten mit der anderen Person. Dies kann auf verbaler und (noch wichtiger) nonverbaler Ebene erfolgen. Die nonverbalen Gemeinsamkeiten werden in der Regel dem anderen nicht bewusst. Mein Gegenüber nimmt mich als „ähnlich“ wahr (Motto: Gleich und Gleich gesellt sich gern!) und baut Vertrauen zu mir auf. Damit entsteht Rapport.

Gemeinsamkeiten werden beim Pacing durch Mitgehen und Spiegelung der Körperhaltung und der nonverbalen Signale des anderen hergestellt.[5] Ich passe mein Verhalten an das der anderen Person an!

Der Verführer wird z.B. bewusst die Körperhaltung der Frau spiegeln und ihre Bewegungen nachahmen. Damit ist nicht „nachäffen“ gemeint, welches zu offensichtlich und letztlich beleidigend wäre, sondern die vorsichtige Verhaltensanpassung, die der andere gar nicht wahrnehmen wird.

Es geht darum, sich mit Respekt und Einfühlungsvermögen an die Körpersprache und Verhaltensweisen des anderen anzupassen, um von meinem Gegenüber positiv wahrgenommen zu werden, ohne dass ihm dabei bewusst ist, woher diese Sympathie rührt.

Beispiel:

Wenn z.B. die Frau mit ausladenden Gesten spricht, würde ich dies auch tun, allerdings erst dann, wenn ich selbst rede. Das Mitgehen erfolgt hier zeitversetzt.

Wenn die Frau die Arme verschränkt und damit Vorsicht signalisiert, werde ich zunächst mitgehen und damit eigene Zurückhaltung bzw. Reserviertheit zum Ausdruck bringen. Häufig führt schon diese Geste dazu, dass sich die Frau entspannt und die (verschlossene) Haltung nach kurzer Zeit wieder aufgibt.

Mitgehen und Spiegeln spielen sich vor allem auf der Ebene der Körpersprache, Gestik, Mimik und Tonalität ab.

5 Beim Mitgehen verhalte ich mich genau so, wie mein Gegenüber. Beim Spiegeln verhalte ich mich so, wie sich das Spiegelbild der Person verhalten würde. Ein Beispiel: Die andere Person hebt den linken Arm vor die Brust – ich hebe den rechten Arm vor die Brust. Mitgehen und Spiegeln haben dieselbe Wirkung für das Ermöglichen von Rapport.

Pacing — Einzelheiten

Das umsichtige, verdeckte Mitgehen und Spiegeln spielt sich vor allem in den folgenden Bereichen ab:

Physiologie

(Wie wird etwas mit dem Körper kommuniziert?)

- Körperhaltung
- Gesten
- Mimik/Gesichtsausdrücke
- Bewegungen
- Atmung
- Augenkontakt und Zwinkern
- Bewegungsgeschwindigkeit und Intensität

Tonalität

- Stimme
- Tonhöhe (Hoch/Tief)
- Betonung
- Geschwindigkeit
- Tonqualität (z. B. Klarheit)
- Lautstärke

Worte

- Lieblingswörter/Schlüsselwörter
- Bevorzugte Sinneswahrnehmung (Sehen, Hören, Fühlen etc.), welche durch die Wahl der Worte meines Gegenübers angedeutet wird (Prozesswörter). Siehe dazu auch Kapitel VII: Evokation erwünschter Zustände.

Inhalte

- Siehe unten: Weiter und tiefer Rapport

Emotionale Intensität und Grundhaltung

- Emotionale Intensität (s.u.)
- Grundhaltung (s.u.)

Im Prinzip sollte der Verführer hinsichtlich der emotionalen Intensität einer Frau mitgehen um Rapport zu ermöglichen. Allerdings sollte man insbesondere bei negativen Emotionen nicht mit der Emotion selbst mitgehen. Wir wollen uns schließlich nicht mit der Frau in etwas Negatives hineinsteigern, sondern lediglich Rapport herstellen (durch Pacing), um die Frau anschließend zu positiven Gefühlszuständen zu führen (Leading).

Beispiel:

Wie gehe ich vor, wenn die andere Person sehr verärgert wirkt? - In dieser Situation würde ich hinsichtlich der starken Energie mitgehen und verbal Mitgefühl signalisieren (Pacing), ich würde aber den Ärger selbst nicht spiegeln. Das Mitgehen mit der Intensität erlaubt mir, in relativ kurzer Zeit ein hohes Maß an Bezogenheit und Übereinstimmung (Rapport) zu erzielen. Anschließend wechsle ich dann allerdings schnell das Thema und versetze meinen Gesprächspartner in eine bessere Stimmung.

Gehen Sie hinsichtlich der emotionalen Intensität mit, um Rapport zu ermöglichen. Gehen sie bei negativen Emotionen nicht mit der Emotion selbst mit, sondern bewahren Sie Distanz und führen Sie die Frau in positive Gefühlszustände!

Ebenso wichtig ist das Mitgehen bei der Grundhaltung einer Frau. Ist sie extrovertiert oder introvertiert, schüchtern oder selbstbewusst? Versuchen Sie, die Grundhaltung der Frau in der Situation zu erkennen, und spiegeln Sie diese. Beispielsweise kommt bei einem schüchternen Menschen eine etwas leisere/zurückhaltende Art besser an als ein lautes „Hoppla, hier komm ich!“

Pacing – Schritt für Schritt

Pacing umfasst das Mitgehen mit allen bewussten und unbewussten Verhaltensweisen meines Gegenübers.

Dabei ist es unnötig oder sogar kaum möglich, sofort mit jeder Einzelheit mitzugehen oder alle Details zu spiegeln. Folgendes Vorgehen bzw. folgende Abfolge hat sich bei Verführungssituationen bewährt, wenn ich in Rapport übergehen möchte:

1. Gehen Sie mit der Körperhaltung der Frau mit.[6]
2. Spiegeln Sie gleichzeitig zunächst die emotionale Intensität und Grundhaltung der Frau: Ist sie aufgeregt oder eher ruhig? Selbstbewusst oder zurückhaltend? Schüchtern oder extrovertiert?
3. Setzen Sie den inhaltlichen Rahmen während des Gesprächs durch Anwendung von weitem und tiefem Rapport (s.u.).
4. Weiteres Mitgehen und Spiegeln: Das kann alle Details betreffen – Bewegungen/Gesten/Gesichtsausdrücke/Sprechgeschwindigkeit/Atmung/Augenzwinkern/Schlüsselwörter und Prozesswörter, welche die verschiedenen Sinne ansprechen.[7]

Wichtig ist, von Beginn an auf der unbewussten Ebene (Punkte 1 und 2) eine Synchronität, einen Gleichklang mit meinem Gesprächspartner herzustellen. Darauf aufbauend werden auf der bewussten Ebene im Laufe des Gesprächs Gemeinsamkeiten (z. B. gemeinsame Erfahrungen) kommuniziert (Punkt 3) und die unbewusste Synchronität Schritt für Schritt weiter vertieft (Punkt 4).

> Beim Mitgehen und Spiegeln sollte man umsichtig und subtil vorgehen, um außerhalb der bewussten Wahrnehmung des anderen zu bleiben.

6 Um Rapport einzuleiten, könnten Sie die Frau von der Gruppe isolieren und sich mit ihr hinsetzten. Schon beim gemeinsam Hinsetzen könnten Sie subtil die gleiche Körperhaltung einnehmen.

7 Zum Thema Prozesswörter siehe das Kapitel VII: Evokation erwünschter Zustände.

Grundregel Pacing: Echtes Interesse haben

Für „natürliche“ Pacing meines Gesprächpartners ist es nötig, wirkliches und echtes Interesse an meinem Gegenüber zu zeigen. Dies führt automatisch dazu, „das Richtige“ beim Pacing zu tun.

Echtes Interesse ist auch ein Schutz dagegen, vom anderen in Hinblick auf mein Vorgehen (gezielte Verhaltensanpassung) entlarvt zu werden. Denn mein Gegenüber (die Frau) spürt intuitiv, ob hinter dem Mitgehen und Spiegeln das Interesse steht, den anderen näher zu verstehen, oder ob dahinter allein das Interesse steht, die andere Person zu manipulieren.

> Wenn hinter dem Mitgehen ein echtes Interesse an meinem Gesprächspartner steht (es also „von Herzen kommt“) wird der andere mein Vorgehen kaum bemerken, und es wird leicht sein, Rapport herzustellen.

Inhaltliche Gemeinsamkeiten

Menschen, die nicht in NLP und nonverbaler Kommunikation geschult sind, versuchen intuitiv über Gesprächsthemen Rapport herzustellen, indem sie versuchen, Gemeinsamkeiten hervorzuheben. Dazu zählen insbesondere die folgenden Themen:

Gesprächsthemen für inhaltliche Gemeinsamkeiten

- Herkunft
- Ausbildung
- Interessen
- gemeinsame Erfahrungen und Assoziationen
- Hobbys
- Urlaub
- Geschmack (Musik, Kultur, Film etc.)
- Ansichten
- persönliche Geschichten
- gemeinsame Einstellungen und Sichtweisen
- gemeinsame Emotionen

Üblicherweise versucht man in einem Gespräch durch gezieltes Fragenstellen (z. B.: „Wo hast Du studiert?") ein Gefühl von Übereinstimmung und Bezogenheit mit seinem Gegenüber herzustellen. Wie bereits angedeutet, kann das aber den gegenteiligen Effekt haben. Das Hervorheben von Gemeinsamkeiten durch solche Fragen wirkt häufig zu bemüht und offensichtlich und führt eher dazu, dass die eigene Attraktivität gesenkt und damit das Herstellen von Rapport eher verhindert wird.

In einer „natürlichen" Rapportsituation entsteht dieses Problem erst gar nicht. Das Hervorheben und Betonen von Gemeinsamkeiten geht hier von beiden Seiten aus, und keiner der beiden Gesprächspartner wirkt dabei bemüht und in seinen Absichten zu offensichtlich.

Diese „natürliche" Form des Rapports können wir uns bei der Verführung zu Nutze machen, indem wir uns die dahinter stehenden Mechanismen zu eigen machen, ohne dabei den grundlegenden Fehler, nämlich das offensichtliche und bemühte Suchen nach Gemeinsamkeiten, zu machen. Dies wird im folgenden Abschnitt erläutert.

Inhalts-Pacing und Leading: Weiter und tiefer Rapport

Um den inhaltlichen Rahmen für die Rapportphase zu setzen, hat sich das Konzept des „weiten und tiefen Rapports" bewährt.

Inhaltliche Gemeinsamkeiten werden dabei durch das Anschneiden und diskutieren einer Vielzahl von Themen im Gespräch (weiter Rapport) und das tiefere Eingehen auf jedes einzelne Thema (tiefer Rapport) aufgebaut. Allerdings werden die Themen im Unterschied zur „natürlichen" Rapport-Suche nicht durch Fragen („Interviewfragen") eingeleitet, sondern im Gegenteil durch das Erzählen von sich selbst, dem Mitteilen der eigenen Interessen und Belange.

Beim weiten Rapport ist das Ziel des Verführers, das Gespräch über eine Vielzahl von Themen zu führen. Dazu lenkt der Verführer das Gespräch auf ein neues Thema, sobald eine ausreichende Tiefe beim jeweiligen Thema erreicht wurde. So kann man vermeiden, an einem Thema hängen zu bleiben, und erweckt damit den Eindruck, dass man eine abgerundete und vielschichtige Persönlichkeit ist. Gleichzeitig ermöglicht das Anschneiden einer Vielzahl von Themen, auch entsprechend viele Gemeinsamkeiten hervorzuheben.

Um Rapport zu ermöglichen - und nicht zu erzwingen (s.o.)! -, ist es sinnvoll, dass der Verführer bei den einzelnen Themen zunächst möglichst viel von sich selbst erzählt (und damit in Vorleistung tritt).[8] Das wird die Frau dazu veranlassen, im Anschluss ebenfalls etwas von sich preiszugeben.

Beim tieferen Eingehen auf ein bestimmtes Thema geht es darum, in der jeweiligen Situation anhand des Gesprächsthemas eine emotionale Verbindung aufzubauen. Dies geschieht durch das Hervorrufen von Emotionen bei der Frau und das Ermöglichen von Gemeinsamkeiten.

Überblick weiter und tiefer Rapport

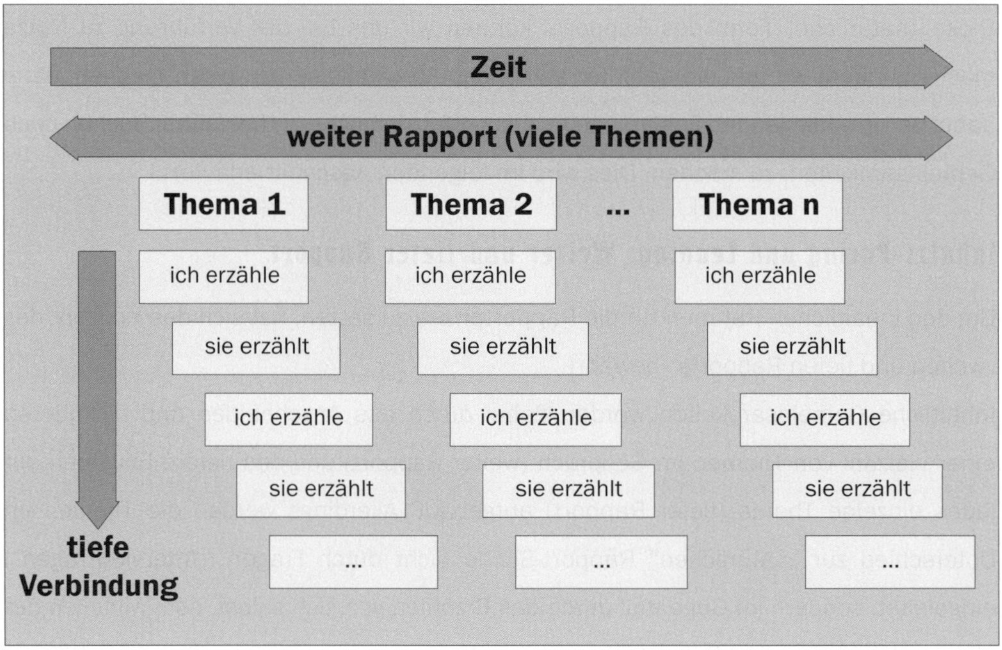

8 Dies entspricht einerseits dem Go First-Prinzip (oder auch allgemein dem Leading), wie auch Cialdinis Prinzip der Reziprozität - wenn ich etwas von mir gebe, ist es wahrscheinlich, dass der andere mir etwas zurückgibt. Vgl. dazu Cialdini 1984, 1993.

Übungen: Rapport - Pacing

Übung 1

Treffen Sie sich mit einem Bekannten (guter Bekannter/Freund/Freundin). Versuchen Sie bewusst Rapport zu ermöglchen durch Mitgehen/Spiegeln der Körperhaltung und Mitgehen bei der emotionalen Intensität. (Reden Sie über ein normales Gesprächsthema, während sie dies tun.)

(Machen Sie diese Übung, so oft sie wollen!)

Übung 2

Sprechen Sie einen Unbekannten (gleichen Geschlechts) in einer Kneipe an und unterhalten Sie sich mit ihm. Gehen Sie mit/spiegeln Sie den anderen bis Sie spüren, dass Sie Rapport hergestellt haben.

(Machen Sie diese Übung, so oft sie wollen!)

Übung 3

Sprechen Sie eine unbekannte Person an (z.B. in einer Bar). Wenden Sie dabei die Technik des weiten und tiefen Rapports an. Lenken Sie das Gespräch von einem Thema zum nächsten und bauen sie dadurch Gemeinsamkeiten auf.

(Machen Sie diese Übung, so oft sie wollen!)

Übung 4

Sprechen Sie eine unbekannte Person an (z.B. in einer Bar). Verwenden Sie während des Gesprächs gleichzeitig folgende Techniken:

- weiter und tiefer Rapport (Gesprächsthemen)
- Mitgehen und Spiegeln (nonverbales Mitgehen)

(Machen Sie diese Übung, so oft Sie wollen!)

Übung 5

Machen Sie die Übungen 1-4 in Gesprächen mit attraktiven Frauen!

VI. Leading

Nachdem der Verführer genügend Vertrauen und gegenseitige Vertrautheit durch Mit-gehen (insbesondere auf der nonverbalen Ebene) aufgebaut hat und sich erfolgreich Rapport eingestellt hat, übernimmt er die „Führung“ und lenkt die Frau in den gewünschten Gefühlszustand ("Leading").
Wenn ich den Eindruck habe, genügend Rapport hergestellt zu haben, teste ich den Grad der Übereinstimmung und Bezogenheit aufeinander. Wenn die Frau mitgeht, kann ich anfangen, gezielt zu führen, um bei ihr gewünschte emotionale Zustände herbeizuführen. Beim Leading führe ich durch eigenes nonverbales aber auch verbales Vorangehen.

Nonverbales Leading: Go First-Prinzip

Um meinen Gesprächspartner in einen gewünschten emotionalen Zustand zu führen, muss ich zunächst Rapport herstellen und dann selbst in diesen Zustand eintauchen. Das funktioniert durch das Aussenden der richtigen nonverbalen Signale. Dazu muss ich entweder:

- Tatsächlich in den Zustand gehen (wenn ich z. B. will, dass sich der andere entspannt, muss ich mich zunächst selbst entspannen)
- Schauspielern: Ich tue so, als ob ich das Gefühl fühlen würde, und verhalte mich entsprechend, manchmal sogar etwas übersteigert (wenn ich z. B. will, dass der andere tief einatmet, atme ich selbst tief ein, und zwar so, dass mein Gegenüber auch bemerken kann, dass ich tief einatme). Achtung: Das Schauspielern darf nicht übertrieben werden, sondern muss immer noch unauffällig bleiben.
- Projektion: Vor meinem geistigen Auge projiziere ich für mich selbst den beim anderen gewünschten emotionalen Zustand bzw. Gedanken. Dies hilft mir, die richtigen nonverbalen Signale (Tonlage, Körpersprache, Betonung) auszusenden, um den anderen in diesen emotionalen Zustand zu versetzen.

Projektion ist also ein Mittel, um selbst in einen bestimmten Zustand zu gehen. Schauspielern ist ein Mittel, um so zu tun als ob.

> In der Gesprächshypnose muss ich immer zuerst selbst in den Zustand gehen, in den ich die zu hypnotisierende Person bringen möchte.

Beispiel Go First-Prinzip:
Ich rede über ein unschuldiges Thema (wie zum Beispiel Frühstück im Bett). Immer wenn ich „Frühstück“ sage, stelle ich mir bildhaft (Projektion) Sex „am Morgen danach“ vor. Gleichzeitig ermögliche ich der Frau (meiner Zuhörerin) durch vage Sprache (siehe unten), dass sie sich sowohl Essen als auch Sex vorstellen kann. Meine Betonung macht deutlich, dass es um Sex geht.
Das Wort Sex kommt dabei nie über meine Lippen. Ich selbst stelle mir aber das gewünschte Szenario so intensiv vor, dass meine nonverbale Kommunikation (insbesondere Mimik und Tonlage) den eigentlichen Inhalt transportiert.

Übungen: Nonverbales Leading – Go First-Prinzip

Übung 1

Stellen Sie sich Sex am morgen danach vor. Stellen Sie sicher, dass Sie in Ihrer Vorstellung durch Ihre eigenen Augen blicken (d.h., Sie sehen sich nicht selbst im vorgestellten Szenario, sondern sind mittendrin).

Übung 2

Beschreiben Sie ein tolles Frühstück im Bett. Halten Sie Ihre Beschreibung vielleicht zunächst auf einem Blatt Papier fest. Dann schildern Sie die Situation und sprechen dabei laut, ohne abzulesen.

Übung 3

Kombinieren Sie Übung 1 und Übung 2 zur gleichen Zeit: Beschreiben Sie das tolle Frühstück und denken Sie dabei an den Sex am morgen danach.

Übung 4

Rufen Sie eine weibliche Bekannte an und erzählen Sie ihr, wie sehr Sie es lieben, mit Ihrer Partnerin im Bett zu frühstücken. Vorgehensweise: Bauen Sie erst einmal Rapport auf. Plaudern Sie über unverbindliche Themen. Dann reden Sie über ein gutes Restaurant, in dem Sie neulich waren: „Da ist so ein super chinesisches Restaurant ...“ usw. Dann sagen sie: „Noch schöner ist allerdings ein Frühstück im Bett“, und erzählen, wie Sie mit Ihrer Ex-Freundin im Bett gefrühstückt haben (dabei ein sexuelles Erlebnis projizieren).

Nonverbales Führen vs. verbales Führen

Nonverbales Führen ist effektiver als verbales Führen, da es

- außerhalb der bewussten Wahrnehmung bleibt und
- keinen bewussten Widerstand des Zuhörers hervorruft.

Dabei ist es auch möglich, auf der bewussten Ebene nonverbal zu führen (siehe Beispiel unten). Auch dies ruft in der Regel weniger Widerstand hervor als verbales Führen.

> Konzentrieren Sie sich auf das nonverbale Führen, um die Frau emotional mitzureißen. Dies verursacht in der Regel keinen Widerstand. Verbales Vorangehen lädt hingegen zu Zögern und Widerspruch ein: Ihrem Gesprächspartner fällt es in der Regel leicht, zu wider-„sprechen“. Dagegen ist es ungleich schwieriger, sich nicht mitreißen zu lassen von kongruentem nonverbalem Handeln.

Beispiel:

Eine Frau lehnt sich nach vorn und wirkt insgesamt eher angespannt. Ich kann sie in einen entspannteren Zustand führen, indem ich versuche, Rapport herzustellen, was allmählich auch zu ihrer Entspannung führen würde. Schneller und effektiver ist manchmal jedoch folgendes nonverbale Signal: Ich drücke ihre Schulter sanft zurück, damit sie sich im Sitzen nach hinten anlehnt, und sage dabei gleichzeitig: „Entspann Dich“. Dies ist manchmal sehr wirksam, um Entspannung herbeizuführen. Nur zu sagen: „Entspann Dich!“, ruft auf ihrer Seite nur noch mehr Widerstand hervor.

> Nonverbales Führen ist effektiver als verbales Führen, egal ob es offen „vorgelebt“ wird oder ob es außerhalb der bewussten Wahrnehmung des anderen bleibt.[9]

9 Im militärischen Bereich spricht man beispielsweise von „Führen durch Vorbild“, was als sehr effektiv erachtet wird.

Projektion

Wie projiziere ich einen gewünschten Zustand für mich selbst?

- Ich erinnere mich bildhaft an frühere Erlebnisse oder visualisiere mögliche Erfahrungen
- Ich versuche in meiner Vorstellung durch meine eigenen Augen zu sehen, d. h., ich bin vollständig in die Situation assoziiert und sehe die Situation so, wie ich sie tatsächlich erleben würde. Ich sehe mich dabei nicht selbst im vorgestellten Bild, sondern bin mittendrin und blicke durch meine eigenen Augen. Das führt dazu, dass sich mein Körper in dieser Situation entsprechend verhält (z.B. mein Herzschlag, mein Blick werden sich verändern).

Beispiel:

Ich denke an Sex. Dabei stelle ich mir eine Situation vor, in der ich selbst Sex habe. In meiner Vorstellung bin ich in meinem eigenen Körper und blicke durch meine eigenen Augen. Ich lasse mir auch im Hinblick auf meine Körperreaktionen genügend Zeit, in diesen Zustand einzutauchen.

Sprechgeschwindigkeit vs. Ideengeschwindigkeit

Die Aufnahmefähigkeit meines Gegenübers (Frau) wird durch die Geschwindigkeit bestimmt, mit der ich als Sprecher (Verführer/Hypnotiseur) meine Inhalte (Worte, Fakten, Emotionen, etc.) vortrage. Die Geschwindigkeit des Sprechers setzt sich aus zwei Bestandteilen zusammen.

- Sprechgeschwindigkeit: Gemeint sind Worte pro Minute.
- Ideengeschwindigkeit: Gemeint sind Ideen pro Minute. Als Idee gilt hier ein inhaltliches Konzept (z.B. eine Meinung, ein Sachverhalt etc.) oder eine Emotion.

Für die Durchführung einer effektiven Gesprächshypnose sind beide Aspekte sehr wichtig.

Die Sprechgeschwindigkeit richtet sich nach dem Thema und der Energiestufe der Emotion. Wenn ich Enthusiasmus ausstrahlen und dabei Energie rüberbringen möchte, werde ich schneller reden, um den anderen mitzureißen. Wenn ich eine zu hohe Sprechgeschwindigkeit habe, werde ich nicht verstanden, weil die Worte an sich nicht richtig gehört oder verarbeitet werden können. Eine zu langsame Sprechgeschwindigkeit wirkt langweilig.

> Die Sprechgeschwindigkeit sollte umso schneller sein, je mehr Enthusiasmus ich ausstrahlen möchte.

Die Ideengeschwindigkeit richtet sich nach der Aufnahme- und Verarbeitungskapazität meines Gegenübers. Wenn ich eine zu hohe Ideengeschwindigkeit vorgebe, kann mein Gesprächspartner nicht folgen bzw. hängt gedanklich noch an einer der vorherigen Ideen. Inhalte können so verloren gehen.

Im Zusammenhang mit Gesprächshypnose und Zustandsevokation muss die Ideengeschwindigkeit sorgsam beachtet werden. Die bewussten Inhalte (d.h. bestimmte Sachverhalte, die eigentlichen Inhalte unserer Geschichten) interessieren hier weniger. Wichtiger ist die Geschwindigkeit der Emotionen, die ich präsentiere. Diese sollte eher langsam sein, um dem anderen genügend Zeit zum Verarbeiten zu geben.

> Sprechen Sie schnell genug, um das Interesse Ihres Gesprächspartners aufrechtzuerhalten.
> Präsentieren Sie die Emotionen in einer angemessenen Geschwindigkeit, so dass ihr Gegenüber auch wirklich mitgehen kann.

Stilmittel für eine niedrige Ideengeschwindigkeit sind Wiederholungen (bzw. erneute Umschreibung des gewünschten emotionalen Zustandes) und Pausen. Die Sprechgeschwindigkeit kann hingegen (zwischen den Pausen) hoch sein. Damit kann ich eine niedrige Ideengeschwindigkeit mit einer hohen Sprechgeschwindigkeit verbinden. Dies ist äußerst effektvoll, um Menschen emotional mitzureißen.

Timing

Es ist wichtig, meinem Gesprächspartner genügend Zeit zu geben, sich in einen bestimmten Gefühlszustand zu begeben. Durch genaue Beobachtung (siehe oben) stelle ich fest, in welchem emotionalen Zustand sich mein Gegenüber gerade befindet, und passe daraufhin mein Tempo an.

Generell benötigt man etwas mehr Zeit, um sich in einen emotionalen Zustand zu begeben, als einer verbalen Beschreibung intellektuell zu folgen. Dies kann, je nach Zustand, von quasi sofort bis zu einigen Minuten dauern. Ich kann z. B. über einen Orgasmus sofort reden. Aber mir eine Sex-Szene so intensiv vorzustellen, dass sich auch körperliche Reaktionen bemerkbar machen, das braucht je nach Person und Szenario manchmal schon eine gewisse Zeit. Genauso benötigt es auch manchmal etwas Zeit, bis sich eine Frau in einen emotionalen Zustand versetzen kann.

Da der Zeitbedarf je nach Person und Gefühlszustand unterschiedlich ist, ist es wichtig, den anderen genau zu beobachten und kleinste körperliche Veränderungen wahrzunehmen.

Nehmen Sie sich Zeit für genaue Beschreibungen, und geben Sie damit gleichzeitig Ihrem Gegenüber Zeit, Ihnen zu folgen. Das bedeutet,

- die Ideengeschwindigkeit herunterzufahren,
- sich zu wiederholen,
- Pausen zu machen.

> Geben Sie der Frau Zeit zum Verarbeiten! Verlangsamen Sie Ihre (Ideen-) Geschwindigkeit. Machen Sie Pausen.

Pausen und langsamere Geschwindigkeit (Ideengeschwindigkeit) haben den Vorteil, dass ich auch als Sprecher (der ja den emotionalen Prozess meines Gegenübers steuern muss) mehr Zeit habe, die Emotion bei mir selbst hervorzurufen, den anderen genau zu beobachten und die nächsten Schritte zu durchdenken, was bei schnellerer Ideengeschwindigkeit kaum möglich wäre.

Schritt für Schritt vorgehen

Veränderte Gefühlszustände entwickeln sich also über einen gewissen Zeitraum. Während manche emotionalen Veränderungen schnell oder quasi sofort erreicht werden können, sind für andere längere Zeitspannen nötig.
Die Steigerung der Intensität eines Gefühls kann ebenfalls eine gewisse Zeit brauchen. Entsprechend würde ich die Intensität meiner Beschreibung nach und nach steigern.

ENTWICKLUNG EINES GEFÜHLSZUSTANDES IM ZEITVERLAUF

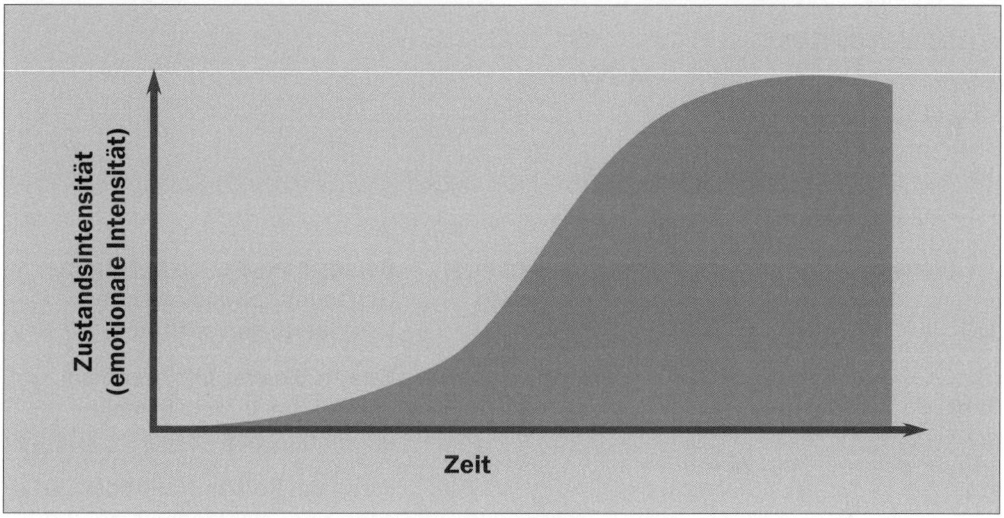

Timing von verbalen und nonverbalen Botschaften

Das exakte Timing von nonverbalen Botschaften ist sehr wichtig. Ziel ist es, parallel zur verbalen Botschaft „den richtigen Akzent“ zu setzen, um das Gesprochene optimal zu unterstützen oder nonverbal zu interpretieren.
Das folgende Beispiel zeigt das Zusammenspiel zwischen verbalen Botschaften und nonverbalen Botschaften auf. Die exakte Wortfolge ist dabei weniger bedeutend.
Wichtig ist:

- den Sinn der verbalen Botschaft in Worte zu fassen und
- gleichzeitig die nonverbalen Signale richtig zu setzen.

Da im folgenden Beispiel ein emotionaler Zustand hervorgerufen werden soll, in dem die andere Person laut loslachen muss, ist es wichtig, genau diesen Zustand nonverbal zu unterstreichen.

Beispiel: Evokation eines „Kaputtlach-Zustandes“

Verbal	Nonverbal	Kommentar
Kannst Du Dich an einen Moment erinnern, in dem Du ...		Projektion/in Zustand gehen
...	lachen	
vor Lachen fast ...		
...	lachen	
vom Stuhl gefallen bist?		
(Pause)	weiter selbst in Zustand gehen	Beobachten Sie, ob bei Ihrem Gegenüber physiologische Veränderungen auftreten. Fahren Sie erst fort, wenn ein Lächeln bei Ihrem Gegenüber erkennbar wird. Wenn die Person nickt oder „ja“ sagt, aber nicht lächelt, zählt dies nicht! Wenn keine Reaktion kommt: Fortfahren mit Wiederholung!
Ich meine ...		Leitet Wiederholung ein
...	lachen	
einen Moment,		
in dem Du ...		
...	lachen	
einfach nur losgekichert hast...	lachen	
(Pause)	weiter selbst in Zustand gehen	Beobachten Sie, ob bei Ihrem Gegenüber physiologische Veränderungen auftreten.

Leading — Tipps für die Durchführung

Beim Leading muss der Verführer (Gesprächshypnotiseur) eine Reihe von Vorgängen parallel durchführen.

- Das Gespräch aufrechterhalten:

  Der Verführer redet, die Frau hört im Wesentlichen zu. Der „Hypnotalk“ muss fließen, sonst wird die Frau nicht in ihrem Trance-Zustand verbleiben, sondern ihr normales Wachbewusstsein wieder einschalten. Dies erfordert vom Verführer ein Zusammenspiel von Sicherheit in der eigenen Thematik (ich weiß, worüber ich rede, und kann es schnell in Worte fassen), Spontaneität und Schlagfertigkeit sowie der Fähigkeit, hypnotische Sprachmuster spielerisch und geschickt einzusetzen.
- Sich selbst in den Zustand begeben (mittels Projektion) oder so tun, als ob (Schauspielerei).
- Genaues Beobachten der Frau, um die verbale und nonverbale Kommunikation in jedem Moment auf die Frau abstimmen zu können.
- Timing: Es ist wichtig, den eigenen Zustand und die nonverbalen Signale der jeweiligen Situation/dem jeweiligen Zielzustand anzupassen. Eine erotische Stimme zum unpassenden Zeitpunkt wirkt eher unfreiwillig komisch als emotional mitreißend.
- Führen: Ich lege fest, in welche Richtung sich das Gespräch entwickeln soll und welche Abfolge von Emotionen ich dafür bei meinem Gesprächspartner auslösen muss.
- Vorausdenken: Ein Gespräch aufrechtzuerhalten und zu führen heißt auch, immer den nächsten Schritt geplant zu haben.

Dies alles erfordert, dass der Verführer ausreichend Distanz zu dem von ihm beschriebenen Zustand behält und sich nicht selbst in ihm verliert, so dass er den Prozess ohne Probleme weiter steuern kann. Gleichzeitig muss ich meine Aufmerksamkeit splitten. Neben der „normalen“, d. h. inhaltlichen, Ebene muss ich beobachten, Emotionen projizieren und den Zustand meines Gesprächspartners im Blick behalten.

Diese Fähigkeit zum Parallel-Verarbeiten bedarf einiger Übung, erfordert aber auch bei geübten Gesprächshypnotiseuren Konzentration und Aufmerksamkeit. Erleichtert wird dies, indem ich meine Ideengeschwindigkeit bei meiner Beschreibung von Emotionen verlangsame. Ich beschreibe langsam und gebe der anderen Person Zeit zum Mitgehen. Damit behalte ich gleichzeitig ausreichend Kapazität, um zu denken, zu beobachten und den nächsten Schritt zu planen.

> Geben Sie Ihrem Gegenüber genügend Zeit, sich in den Zustand zu begeben. Dies gibt Ihnen wiederum genügend Zeit, den Prozess zu steuern!

Verbales Pacing und Leading

Der Fokus beim Leading liegt auf dem nonverbalen Führen. Aber auch verbal kann ich dieselben Prinzipien anwenden. Verbal kann man Pacing und Leading folgendermaßen abbilden:

- Pacing: Zunächst wird der bestehende emotionale Zustand des anderen verbal angenommen.
- Leading: Dann wird der gewünschte Zustand formuliert und verbal angereiht.

Die entsprechenden Muster (Ja-Treppe, s. u.) werden in Verkaufsgesprächen häufig verwendet.

> Obwohl nonverbales Pacing am effektivsten ist, kann der Prozess auch verbal durchgeführt werden. Auch dies kann effektiv sein!

Muster: Ja-Treppe

Beschreibung der internen/externen Erfahrung des Gegenübers in der Form einer Ja-Treppe (z. B. mehrmaliges verbales Pacing, d. h. Mitgehen) und anschließend Hervorrufen eines weiteren, erwünschten Zustandes (Leading, d. h. Führen).

Beispiel: Ja-Treppe

„Wir haben uns vor einer Woche kennengelernt (Pace), und jetzt sitzen wir hier zusammen (Pace) und Du spürst die Sonne auf Deiner Haut und bemerkst, wie der Wind Dein Gesicht streichelt (Pace), und während Du mich anschaust (Pace), fragst Du Dich vielleicht, was dieser Tag bringen wird (Lead) und ..."

Muster: Herstellung eines Zusammenhanges

Pacing und Leading können sprachlich sehr einfach dargestellt werden, z.B. durch Aneinanderreihung von Aussagen durch einfaches „und".
Das „und" ist dabei doppeldeutig (d. h. vage), weil implizit (d.h. unbewusst) ein (z.B. kausaler) Zusammenhang zwischen beiden Aussagen hergestellt wird.

Beispiel: Zusammenhang durch Aneinanderreihung

„Du sitzt hier mit mir (Pace) und Du kannst vielleicht etwas Neugier bei Dir beobachten (Lead) ..."

VII. Evokation erwünschter Zustände

Allgemein bezeichnet man das Hervorrufen eines Gefühlszustandes als Zustandsevokation.

Ziel der Gesprächshypnose ist es, eine Frau zu einem positiven emotionalen Zustand zu führen. Die Frau soll sich besser fühlen! Dies geschieht durch das Lenken ihrer Aufmerksamkeit und ihrer Emotionen.

- Erstes Ziel ist es, die volle Aufmerksamkeit der Frau zu gewinnen.
- Zweites Ziel ist, die Frau durch angenehme emotionale Zustände zu führen und dazu geschickt ihre Aufmerksamkeit auf bestimmte Erinnerungen, Gedanken und Tagträume sowie Körperempfindungen zu lenken.

> Ziel des Einsatzes von Gesprächshypnose im Bereich der Verführung ist es, eine Frau durch genaue Beschreibung körperlicher und emotionaler Vorgänge in einen erwünschten Zustand guter Gefühle zu führen.

Wie rufe ich jetzt gezielt einen erwünschten Gefühlszustand hervor? Zusammenfassend lässt sich der Prozess folgendermaßen beschreiben:

- Zunächst stelle ich Rapport her. Das ist die Grundvoraussetzung für den gesamten Prozess der Evokation emotionaler Zustände.
- Innerhalb des Rapports wähle ich dann einen emotionalen Zielzustand aus.
- Dann gehe ich selbst in den Zustand (siehe Go First-Prinzip).
- Ich führe die Frau verbal und nonverbal in diesen Zustand oder lenke ihre Aufmerksamkeit in die entsprechende Richtung.
- Ich beobachte die Frau genau, um festzustellen, ob sie sich in diesen Zustand begeben hat und ob der Zustand intensiv genug ist.
- Ich passe ggf. mein Verhalten an.–Nachdem der gewünschte Zustand erreicht ist, kann ich zum nächsten Zustand übergehen.

Flow-Chart Evokation erwünschter Zustände

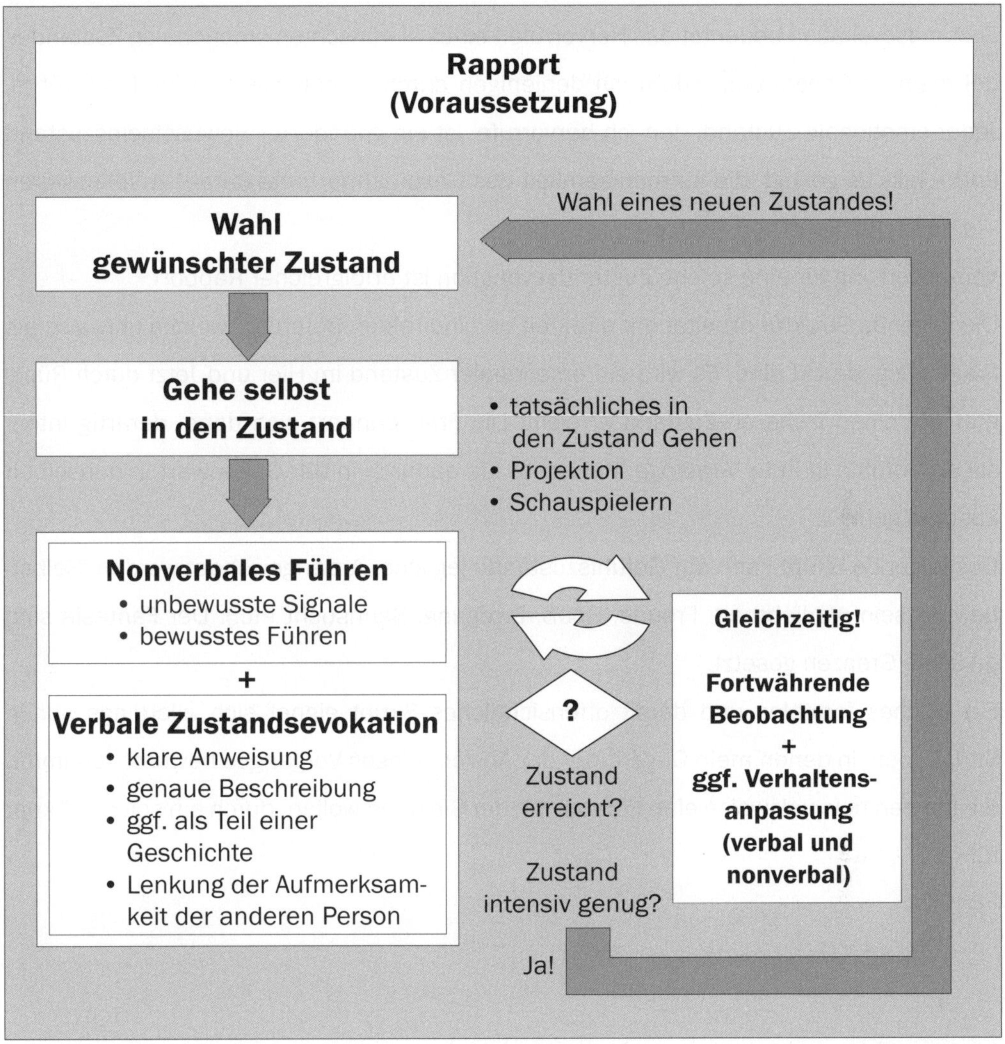

Lassen Sie uns zunächst auf die Struktur der Zustandsevokation schauen (Zustandsevokation durch klare Anweisungen). Danach wird eine elegantere Methode (genaue Beschreibung des Zustandes) diskutiert.

Zustandsevokation

Zustandsevokation bedeutet das Hervorrufen eines erwünschten emotionalen Zustandes bei meinem Gegenüber, indem ich denjenigen durch diesen Zustand hindurch führe. Jeder emotionale Zustand, den ich hervorrufe, ist ein geänderter Bewusstseinszustand und – falls es gelingt, die Aufmerksamkeit des Gesprächpartners darauf zu fokussieren – eine leichte Form von Trance.

Voraussetzung für eine solche Zustandsevokation ist erfolgreicher Rapport.

Die folgende Struktur arbeitet mit direkten und indirekten Befehlen, welche teilweise als Frage ausgedrückt sind. Es wird ein emotionaler Zustand im Hier und Jetzt durch Rückgriff auf einen früheren Zustand erreicht. Die Frau erinnert sich dabei derartig intensiv an Gefühle in ihrer Vergangenheit, dass sie dadurch in der Gegenwart in denselben Zustand geht.

Das folgende Skript kann auf Gefühlszustände jeglicher Art angewendet werden (Selbstbewusstsein, Verliebtheit, Freude, Spaß, Erregung, Sehnsucht etc.). Der Fantasie sind da keine Grenzen gesetzt.

Ein solches formales und damit offensichtliches Skript eignet sich allerdings nur in Situationen, in denen mein Gegenüber der Absicht dieses Vorganges bewusst zustimmt. Sie können beispielsweise eine Person, mit der Sie üben wollen, durch ein solches Skript führen.

Zustandsevokation durch klare Anweisungen

- Kannst Du Dich an einen Moment erinnern, in dem Du **sehr XXX** (z.B. selbstbewusst, verliebt etc.) warst? [Betonung auf dem Zustand (z.B. selbstbewusst)]
- Kannst Du Dich an einen **bestimmten Moment** erinnern? [Betonung auf „bestimmten Moment"]
- Während Du in diesen Moment gehst, gehe in Deinen Körper und sehe die Situation durch Deine eigenen Augen:
  - Sehe, was Du gesehen hast!
  - Höre, was Du gehört hast!
  - Rieche, was Du gerochen hast! [Optional]
  - Schmecke, was Du geschmeckt hast! [Optional]
  - Fühle, was du gefühlt hast!

  während Du unglaublich XXX warst/Dich unglaublich XXX gefühlt hast.

Geben Sie dem anderen genügend Zeit, sich in den gewünschten Zustand zu begeben bzw. durch den Zustand zu gehen. Beobachten Sie nach jeder Anweisung genau die oben erwähnten möglichen Veränderungen, die auf eine Änderung des emotionalen Zustandes deuten.

Zustandsevokation durch genaue Beschreibung

Dasselbe Ergebnis, das ich durch das obige formale Skript mit Bezug auf einen früheren (erinnerten) Gefühlszustand der anderen Person erreiche, kann ich auch durch genaue Beschreibung eines gewünschten Zustandes erzielen[10]. Durch meine detaillierte Beschreibung kann sich mein Gegenüber ebenfalls in einen von mir gewünschten Zustand versetzen, in dem er oder sie schließlich genau versteht und fühlt, was von mir beschrieben wird. Daher sind genaue Beschreibungen genauso effektiv wie direkte Anweisungen, oder sogar effektiver.

---

10 Interessanterweise sind diese beiden Methoden (Rückgriff auf einen früheren Trance-Zustand und Beschreibung eines Trance-Zustandes) auch geeignet, eine Person in Trance zu versetzen. Vergleiche dazu Bandler/Grinder 1981.

Egal worüber ich rede, es ist wichtig, genau zu beschreiben, was in mir (oder einer anderen Person) während des beschriebenen Gefühlszustandes passiert – sowohl körperlich als auch emotional.

> Je genauer ich beschreiben kann, desto glaubwürdiger und meist auch interessanter ist meine Erzählung, und desto intensiver wird mein Zuhörer diesen Zustand miterleben!

Nur wenn ich sehr intensiv beschreibe, kann mir mein Gesprächspartner wirklich folgen. Dies ist übrigens für Frauen sehr viel natürlicher als für Männer. Überlegen Sie nur, wie sehr Frauen ins Detail gehen, wenn sie erzählen, wie ihr Tag verlaufen ist. Tun wir es ihnen also gleich. Nur mit dem Unterschied, dass wir nicht über irgendwelche zufälligen Erlebnisse reden, sondern uns die positiven Erfahrungen herauspicken, und diese mit ausführlichen und emotionalen Worten so genau und mitreißend beschreiben, dass die Zuhörerin mitgehen kann.

Dies setzt voraus, ein packender Erzähler zu sein und zu wissen, worüber ich rede bzw. reden möchte. Denn nur wenn ich reden kann, ohne auf den Input meines Gesprächspartners angewiesen zu sein, kann ich hypnotisieren. Der beste Rahmen für diese Art von Beschreibungen sind Geschichten (siehe auch Kapitel X: Hypnotische Geschichten).

> Am besten bettet man die genaue Beschreibung in eine Geschichte ein.

In meinen Erzählungen muss ich dazu dafür sorgen, dass die Frau voll assoziiert ist, d. h., dass sie nicht wie ein Beobachter auf ihre mentalen Bilder schaut, sondern direkt in der vorgestellten Szene ist und in Gedanken „durch ihre eigenen Augen" blickt.

Dies erreiche ich durch

- das genaue Beschreiben der sinnlichen Vorgänge,
- die Verwendung von Adjektiven und Adverbien,
- das Ansprechen aller Sinne und
- die Beschreibung körperlicher Vorgänge (d. h. Beschreibung dessen, was ich in meinem Körper, auf meiner Haut, in meinem Bauch etc. fühle).

Durch genaue Beschreibung meines eigenen Zustandes/meines eigenen Prozesses lenke ich die Gefühle/Gedanken der Frau.

Zustandsevokation durch genaue Beschreibung

- Ich weiß nicht, ob Du schon einmal unglaublich XXX warst/XXX gefühlt hast.
- Ich erinnere mich z. B. an ... [einen bestimmten Moment]
- In diesem Moment ... [passierte XXX]
- Ich sah .../hörte .../spürte .../dachte ... fühlte etc.
- Beschreibung dessen, was körperlich in mir vorging.

Im folgenden Beispiel liegt der Fokus auf Gefühlen.

Beispiel:

„Ich weiß nicht, was Du spürst, wenn Du Dich Hals über Kopf verliebst ... Bei mir äußert sich das meist darin, dass ich mir vorstelle, mit dem anderen zusammen zu sein, dass ich davon träume, was wir miteinander unternehmen ... und was wir zusammen machen werden ...

Ich stelle mir vor, wie ich das erste Mal ihre Hand ergreife. Wie ich ihre Berührung spüre. Dabei stellt sich in mir ein wohliges Gefühl im Herzen ein. Mein Herz schlägt kraftvoller und etwas schneller. Und in meinem Bauch macht sich ein angenehmes, leicht aufgeregtes Gefühl breit. Ich bin mir nicht sicher, ob Du weißt, wie sich Schmetterlinge im Bauch anfühlen. Vielleicht hast Du so etwas schon einmal gespürt? Ich meine nicht die Situation, in der du es ein bisschen gespürt hast, sondern ich meine so eine Situation, in der dieses Gefühl sehr stark ist ... und Du es nicht nur im Bauch, sondern fast im ganzen Körper fühlen kannst ... und Dich fragst, was dieses Gefühl jetzt bedeutet ...“

Nutzung von Adjektiven/Adverbien

Sie können Adjektive und Adverbien benutzen, um bestimmte Eigenschaften der Dinge, über die Sie reden, (und damit auch die Dinge selbst!) bildhafter zu beschreiben und den Dingen und der Beschreibung mehr Glaubwürdigkeit zu verleihen.

Adjektive und Adverbien können benutzt werden, um

- positive Bilder im Kopf der Frau zu erzeugen,
- die Geschichten, die Sie erzählen, interessant zu machen, indem Sie Ihre Erzählungen mit möglichst klar vorstellbaren Beschreibungen ausschmücken,
- eine innere Haltung/innere Gefühle etc. zu beschreiben,
- Enthusiasmus, Energie und Dramatik in die Erzählung zu bringen,
- Worte hervorzuheben.

Jedes Adjektiv/Adverb lenkt vom Substantiv/Verb ab. Die Existenz des Substantivs/Verbs (Prozesses) wird dabei vorausgesetzt! Wenn ich z.B. sage: „Das schmackhafte Essen ...", dann liegt die Betonung implizit immer auf dem Adjektiv (in diesem Fall „schmackhaft"), und nicht auf dem Substantiv (in diesem Fall „Essen"). Das „Essen" muss existieren, um „schmackhaft" sein zu können. Dementsprechend wird der Zuhörer sich eher Fragen, ob das Essen wirklich schmackhaft war, statt zu fragen, ob es etwas zu essen gab. Durch ein Adjektiv wird die Aufmerksamkeit des Zuhörers also abgelenkt, und die Existenz des Substantivs wird unkritisch (bzw. unkritischer) übernommen. Dasselbe gilt für Adverbien.

Beispiele:

Worte, die Positives zum Ausdruck bringen: gut/angenehm/tiefgründig/anregend/erregend/warm/komfortabel/lecker/glücklich/glücklicherweise/zum Glück

- Diese **anregende** Unterhaltung sollten wir fortsetzten...
- Während Du an dieses mmmhh leckere Essen denkst, kannst Du **angenehme** Gedanken haben...
- **Glücklich** kamen wir zu Hause an...

Worte, die Enthusiasmus zum Ausdruck bringen: wahnsinnig/dramatisch/erstklassig/ total verrückt/krass/irrsinnig/gigantisch

- Wir hatten eine **irrsinnig** gute Zeit auf der Party...
- Seine Freundin backte eine **gigantische** Pizza!

Im HypnoDeck-Lernkartenset finden Sie viele weitere Beispiele wie man Adjektive und Adverbien gezielt einsetzt, um erwünschte Zustände hervorzurufen.

Lenkung der Aufmerksamkeit

Ein einfacher Weg, bei meinem Gegenüber einen angestrebten Gefühlszustand hervorzurufen, ist es, die Aufmerksamkeit des anderen auf etwas Bestimmtes zu richten. Wenn ich Sie frage: „Wie fühlt sich der kleine Zeh an Ihrem linken Fuß an?", dann ist es wahrscheinlich, dass Ihnen der linke kleine Zeh bisher nicht bewusst war. Ebenso wahrscheinlich ist es, dass er Ihnen jetzt bewusst geworden ist. Dieses Prinzip kann ich mir bei der Gesprächshypnose zu Nutze machen:

> Wann immer ich direkt oder indirekt etwas anspreche, lenke ich die Aufmerksamkeit des Zuhörers.

Am besten kann ich die Aufmerksamkeit lenken, indem ich Worte benutze, die sinnliches Wahrnehmen (Aufmerksamkeit) implizieren (z.B. bemerken, wahrnehmen etc.). Dabei handelt es sich um sogenannte Präsuppositionen des Bewusstseins (siehe auch Kapitel XI: Milton-Modell-Sprachmuster). Im obigen Satz beinhaltet das Wort „fühlen" die Vorannahme, dass es dort etwas zu fühlen gibt.

Beispiel:

„Als Du das letzte Mal verliebt warst, was hast Du als Erstes **bemerkt**, als Dir **bewusst** wurde, dass Du Dich **jetzt gerade** verliebt hast?"

Dieses Beispiel lenkt das Bewusstsein gleich zweimal:

- Es lenkt die Aufmerksamkeit auf die Vorgänge beim sich Verlieben. Die Frau muss in sich gehen, um diese Vorgänge im Hier und Jetzt zu spüren!

- Der letzte Halbsatz impliziert einen Wechsel der zeitlichen Perspektive und holt das Gefühl von der Vergangenheit in die Gegenwart („jetzt gerade"). Auch wenn sich die Beschreibung auf die Vergangenheit bezieht, wollen wir, dass die Person das Gefühl im Hier und Jetzt fühlt. Dies deuten wir durch die geänderte Zeitform an. Dies ist zwar sprachlich fragwürdig, aber aus der Sicht des Hypnotiseurs sehr effektiv.

Im HypnoDeck-Lernkartenset finden Sie viele weitere Beispiele für das Lenken der Aufmerksamkeit und die Nutzung von Bewusstseinsworten.

Ansprechen aller Sinne

Jeder Gedanke, jedes vorgestellte Gefühl, jede Emotion ist eine Kombination von Gedanken und inneren Darstellungen von Sinneseindrücken.
Man unterscheidet die folgenden inneren Darstellungen (entsprechend der menschlichen Sinne), die ich durch detaillierte Erzählungen ansprechen kann:

- Sehen – Beschreibung von Bildern
- Hören – Beschreibung von Tönen bzw. Geräuschen
- Fühlen – Beschreibung von Gefühlszuständen (Emotionen)
- Fühlen – Beschreibung von Gefühlen im Körper (Körperempfindungen/Körpervorgänge wie z. B. Herzschlag etc.)
- Riechen – Beschreibung von Gerüchen
- Schmecken – Beschreibung von Geschmackswahrnehmungen

> Um jemanden durch eine sinnliche Erfahrung zu führen, ist es erforderlich, Sinneseindrücke sehr detailliert zu beschreiben.

Es ist wichtig, zu verstehen, dass Menschen unterschiedliche Präferenzen in Bezug auf ihre inneren Darstellungen haben. Manche Menschen denken eher visuell (in Bildern), während andere eher in Gefühlen denken oder die Welt akustisch wahrnehmen und beschreiben.

Man kann oft schon durch Beobachtung der Wortwahl des Gegenübers dessen bevorzugte Sinneswahrnehmung und Denkweise erahnen und daraufhin die eigenen Worte entsprechend wählen. Eine solche Anpassung in der Wortwahl je nach Wahrnehmungstypus (Mitgehen) wird das Gefühl von Verbundenheit und Bezogenheit aufeinander (Rapport) nur noch verstärken.

Die Unterschiede bezüglich der Wahrnehmungs- und Denkgewohnheiten gehen sogar noch weiter. Viele Menschen haben Lieblingsworte und Redensarten, die ihre Präferenzen, ihr „Denken“ widerspiegeln.

Grundsätzlich ist es aber sinnvoll, alle Sinne anzusprechen, um die sinnliche Vorstellung bei meinem Gesprächspartner zu vertiefen.

> Durch das Ansprechen mehrerer Sinne kann ich sichergehen, dass ich auch den Sinn „erwische“, der die Wahrnehmung einer Frau besonders prägt. In jedem Fall vertieft das Ansprechen mehrerer Sinne die Emotion.

Gleichzeitig sind sinnliche Erfahrungen und Vorstellungen kontextabhängig, d. h., sie sind stets situationsbezogen. Ich lege also den Schwerpunkt auf das sinnliche Erleben, welches die Situation prägt. Auch die im normalen Sprachgebrauch und der bewussten Erfahrungswelt oft unterrepräsentierten Sinne wie z.B. der Geschmacks- und Geruchssinn können dazu besonders geeignet sein. Wenn ich z.B. über einen Kuss rede, beschreibe ich diesen nicht in Bildern, sondern in Gefühlen, mit schmecken, riechen und Berührungen fühlen.

> Wenn ich die dominierende Sinneswahrnehmung einer beschriebenen Emotion bzw. Situation anspreche, hilft dies der Frau - unabhängig von Ihren sonstigen Präferenzen - in den gewünschten emotionalen Zustand einzutreten, es wirkt also zustandsvertiefend.

Dies kann durch Lenkung der Aufmerksamkeit auf einen bestimmten Sinn erfolgen:

Beispiel:

- „Ich weiß nicht, was Du in dieser Situation gesehen/gehört/gefühlt/geschmeckt/ gerochen hast."
- „Kannst Du Dich daran erinnern, wie es gerochen hat, als Du die frische Luft am Meer eingeatmet hast?"

Die deutsche Sprache bietet eine Vielzahl von Möglichkeiten, die Sinne bzw. sinnliche Wahrnehmungsprozesse durch den Gebrauch von entsprechend gefärbten Worten anzusprechen. Die folgende Liste von sogenannten Prozessworten zeigt einige Beispiele:[11]

Prozesswörter – Sehen

Verben	Adjektive	Substantive	Redensarten
anschauen	bunt	Augenmaß	Durchblick haben
ansehen	dunkel	Anschauung	etwas „blicken"
ausmalen	durchsichtig	Bild	etwas durch die rosa-rote Brille sehen
blicken	düster	Blick/Blickwinkel	
draufschauen	farbenfroh	Einsicht	etwas durchschauen
fokussieren	funkelnd	Licht	eine Vision haben
glotzen	hell	Klärung	kurzsichtig handeln
schauen	klar	Perspektive	Übersicht haben
sehen	strahlend	Übersicht	Weitsicht üben
vorstellen	scharf	Vision	

11 Weitere Beispiele finden Sie z. B. in Grochowiak 1996 oder Robbins 1986 (deutschsprachige Ausgabe).

Prozesswörter – Hören

Verben	Adjektive	Substantive	Redensarten
brummen	beredt	Einklang	auf die Pauke hauen
hören	laut	Gerede	auf jmd. hören
hörig sein	leise	Lärm	das Gras wachsen hören
klick machen	rauschend	Harmonie	etwas läuten hören
knurren	ruhig	Krach	etwas nur vom Hörensagen kennen
reden	still	Missklang	
schreien	taub	Musik	es sprach sich herum
summen	stumm	Ruhe	Musik in meinen Ohren
trommeln	unüberhörbar	Stille	viel Lärm um nichts

Prozesswörter – Fühlen

Verben	Adjektive	Substantive	Redensarten
berühren	angestrengt	Berührung	Bauchschmerzen bei etwas haben
begreifen	fassbar	Druck	
durchschlagen	heiß	Gefühl	ein dummes Gefühl bei etwas haben
erfassen	kalt	Gänsehaut	
fühlen	kraftvoll	Frostbeule	an die Nieren gehen
kriechen	passen	Herzklopfen	kalte Füße bekommen
spüren	rührend	Herzschmerz	Schmetterlinge im Bauch haben
streicheln	schweißtreibend	Kratzen	
tasten	schläfrig	Kribbeln	sich die Finger verbrennen
vibrieren	stark/schwach	Rührung	
zittern	verkrampft	Schmerzen	sich fallen lassen

Prozesswörter – Riechen/Schmecken

Verben	Adjektive	Substantive	Redensarten
abschmecken	bitter	Aroma	der Nase nach ein Geschmäckle haben
beschnuppern	blumig	Duft	
duften	dufte	Duftnote	eine Nase für etwas haben
essen	lecker	Duftmarke	
kosten	stinkend	Duftstoff	
munden	verwesend	Geruch	jemanden nicht riechen können
riechen	süß/sauer/salzig	Geschmack	
schmecken	scharf	Feinschmecker	
stinken	schmackhaft	Nase	den richtigen Stallgeruch haben
verduften	vanilleartig	Spürnase	

VIII. Einsatz nonverbaler Signale

Nonverbale Signale können eingesetzt werden, um entweder verbale Botschaften zu unterstreichen oder der verbalen Botschaft eine andere (verdeckte!) Botschaft an die Seite zu stellen. Diese nonverbale Botschaft kann manchmal sogar das Gegenteil von dem aussagen, was durch Worte zum Ausdruck gebracht wurde.

Der Sprecher muss sich darüber im Klaren sein, welche Botschaft er transportieren möchte. Um die gewünschte Botschaft zu transportieren, sind die folgenden Elemente entscheidend:

- Kongruenz: Wir kommunizieren kongruent, wenn all unsere verbalen und nonverbalen Verhaltensweisen die gleiche Botschaft unterstützen. Dass heißt, wenn Sie sagen: „Entspann Dich“, sagen Sie es in einer ruhigen Weise und haben eine lockere, entspannte Haltung.
- Der Fokus unserer Kommunikation liegt dabei auf unseren nonverbalen Signalen, da diese für die Bedeutung unserer Botschaft wichtiger sind als unsere Worte.
- Hervorhebung: Markieren Sie den wichtigsten Teil Ihrer Botschaft durch Hervorhebung. Die Hervorhebung kann erfolgen durch das Ansprechen
  - des Sehsinns: Gestik, Mimik
  - des Gehörs: Geräusche
  - des körperlichen Gefühlssinnes: Berührung

Wenn wir klar und kongruent kommunizieren wollen, sollten wir uns vor Augen halten, dass in einem Gespräch die nonverbalen Botschaften besonderes Gewicht haben. Daher ist es wichtig, auf dieser Ebene das Richtige zu kommunizieren:

- Wenn ich vage Sprache verwende, erhalten meine Worte erst durch nonverbale Signale eine Bedeutung.
- Wenn ich mit Metaphern arbeite, werden diese manchmal nur dann richtig verstanden, wenn ich die richtigen Signale setze (siehe z.B. das Beispiel unter Go First-Prinzip).

Die nonverbale Hervorhebung von Botschaften bezeichnet man auch als „analoge Markierung“.[12] Dabei wird ein Teil meiner Worte durch nonverbale Mittel hervorgehoben. Diese Hervorhebung kann den gesprochenen Worten einen anderen Sinn verleihen. Dies wird dem Zuhörer häufig nicht bewusst.

Einsetzbar sind alle Arten von Kommunikationskanälen:

- Sehen – Gesten/Bewegungen/MimikvKörperhaltung/Blicke
- Hören – Betonung/Stimmführung/Sprechrhythmus/Sprechgeschwindigkeit/Tonlage/Einsatz von Pausen/Erzeugung von Geräuschen etc.
- Fühlen – Berührungen

Zu den allgemein eingesetzten analogen Markierungen (nonverbale Hervorhebungen) zählt zum Beispiel das sogenannte „self-pointing“, das Zeigen auf sich selbst, wenn man allgemein von etwas Positivem spricht (etwa dem idealen Mann, der perfekten Anziehungskraft etc.).

Beispiel:

Verführer: „Was mich immer bei attraktiven Frauen interessiert, ist, wie eine attraktive Frau (Verführer zeigt auf die Frau) den idealen Partner für sich (Verführer zeigt auf sich selbst) auswählt …“

Grundregel: Bei allem Positiven zeige ich auf mich bzw. gestikuliere in der Nähe meines Körpers! Bei allem Negativen zeige ich von mir weg bzw. gestikuliere entfernt von meinem Körper!

Machen Sie dies zur Grundregel all Ihrer Kommunikation, dann wird es nach einer Weile ganz unbewusst (und völlig unauffällig) passieren.

12 Ein Element des Milton-Modells. Vergleiche dazu insbesondere Bandler/Grinder 1981.

Stimmführung

Die Stimmführung eines gesprochenen Satzes unterstreicht seine Bedeutung. Bei Fragen geht die Stimme am Satzende nach oben, bei Befehlen wird die Stimme zum Satzende hin tiefer und gegebenenfalls etwas lauter.

Es ist möglich, einem Satz mit der Stimmführung eine andere Bedeutung zu geben!

Stimmführungsmuster in der deutschen Sprache

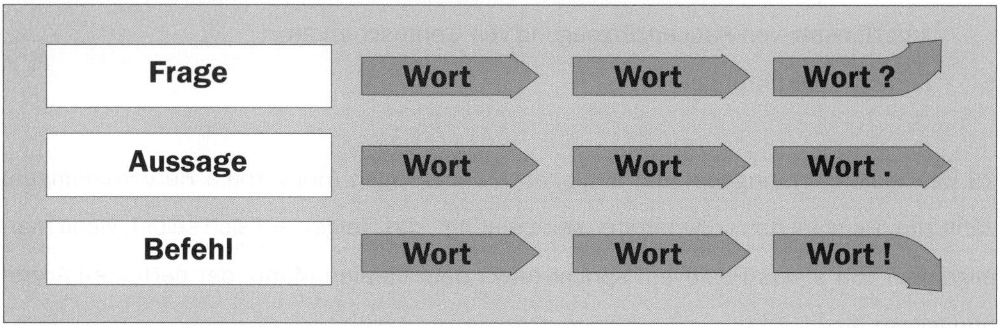

Ein besonders machtvolles sprachliches Instrument ist eine Frageform-Satzstellung, verbunden mit der Stimmführung eines Befehls. Zu den Befehlen in Frageform zählen insbesondere die unter Fragen diskutieren Höflichkeitsfloskeln.

Stimmführung: Befehl in Frageform

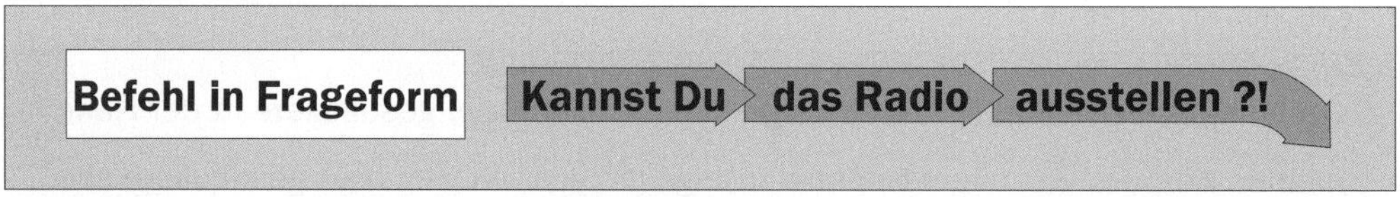

Kongruenz

Wichtig ist, die Wechselwirkung zwischen den verschiedenen Botschaften zu beachten und dafür zu sorgen, dass die dominierende (meist nonverbale) Botschaft richtig gesetzt wird. Dies geschieht durch Kongruenz meiner nonverbalen Botschaften. Kongruenz heißt hierbei, dass verschiedene Kommunikationskanäle dasselbe kommunizieren. Kongruenz der nonverbalen Kommunikation bedeutet, dass alle nonverbalen Ebenen (z. B. Körpersprache, Stimmführung, Betonung) die gewünschte Botschaft unterstützen.

Die nonverbale Kommunikation ist häufig der dominierende Kommunikationskanal. Durch Kongruenz mit der gewünschten Botschaft auf der nonverbalen Ebene stelle ich sicher, dass die richtige Botschaft beim Zuhörer ankommt.

Nonverbale Kommunikation und Kongruenz

Verbale Botschaft	Stimmführung	Gestik	Resultierende Kongruenz	Der Zuhörer versteht[13]
(Beispiel):				
„Herr A ist ehrlich."	Befehl (Stimme geht am Satzende nach unten) oder Aussage (Stimme bleibt gleich)	Kopfnicken	Kongruente Botschaft (verbal und nonverbal)	Herr A ist ehrlich!
„Herr A ist ehrlich."	Frage (Stimme geht am Satzende nach oben)	Kopfschütteln	Kongruent nur auf nonverbaler Ebene (=dominierender Kanal)	Herr A ist unehrlich!
„Herr A ist ehrlich."	Frage	Klare, abwägende Geste (z. B. Kopf hin und her bewegen)	Kongruent auf nonverbaler Ebene	Der Sprecher ist sich nicht sicher, ob A ehrlich ist. A kann ehrlich oder unehrlich sein.
„Herr A ist ehrlich."	Frage	–	Inkongruent	Der Sprecher ist sich nicht sicher, ob A ehrlich ist (ist sich dessen aber vielleicht nicht bewusst).

13 Dies sind Beispiele. In der Realität sind, in Abhängigkeit von der exakten nonverbalen Kommunikation, auch andere Interpretationen denkbar.

Verdeckte Befehle (Embedded Commands)

Ein verdeckter Befehl ist ein Satzteil, der für sich genommen ein Befehl wäre, der aber in einen längeren Satz eingebaut ist oder in einen abschwächenden Kontext gestellt wurde. Dies kann z.B. durch Zitate, Höflichkeitsfloskeln, oder Einbettung in eine Geschichte geschehen.

Verdeckte Befehle sind deshalb ein so machtvolles Instrument, weil man jemandem eine Anweisung erteilen kann, ohne dass der Empfänger es als eigentlichen Befehl auffassen wird. Er wird daher auch keinen Widerstand leisten oder sogar denken, er sei von selbst darauf gekommen!

Besonders wirksam ist es dabei,

- die Befehlsstimmführung zu verwenden und/oder
- den Befehl anderweitig analog zu markieren (z.B. durch Blickführung, Berührung, Pausen etc.).

In der gesprochenen Sprache ist es ebenfalls möglich, einen unvollständigen Satzbau zu verwenden oder Sätze ineinander übergehen zu lassen und gleichzeitig eine bestimmte Botschaft hervorzuheben.

Beispiele:

- „In so einer Situation **kannst Du, jetzt Dein Herz klopfen spüren**..."
  Dabei wird das Satzfragment: „Kannst Du jetzt Dein Herz klopfen spüren" herausgehoben.
- „Hast Du jemals schon am ersten Abend für einen Mann so viel Anziehungskraft verspürt, dass Du mit ihm gerne **jetzt etwas machen** möchtest?" (Verführer zeigt dabei auf seine Lippen.)
- „Ich brauche acht Stunden **schlaf mit mir** ist sonst nicht viel los..." (Hier gehen zwei Sätze in einander über! Die Bedeutung ist entsprechend zweideutig. Der Befehl „Schlaf mit mir!" ist z.B. durch Pausen oder Stimmführung hervorzuheben.)

Weitere Beispiele für verdeckte Befehle finden Sie in dem begleitenden HypnoDeck-Lernkartenset (4 Karten mit verführungs-relevanten Beispielen zu diesem Thema).

Doppeldeutigkeiten: Befehl mit gleichzeitiger Berührung

Man kann verdeckte Befehle auch mit Berührungen kombinieren. Dies geschieht durch einen Befehl in Form einer Frage, die mit „ja" beantwortet werden kann, in Kombination mit einer Berührung.

Die Berührung spricht im Grunde zwei Ebenen an: Die Frau soll sowohl den beschriebenen Zustand als auch die Berührung spüren! Die physische Berührung erfolgt am besten erst dann, wenn die andere Person in den Zustand gegangen ist.

Beispiel:

- Wenn ich auf dem Fahrrad sitze, fühle ich, während ich mich durch den Berufsverkehr schlängle, ein Gefühl von Freiheit und Aufregung und fast etwas Abenteuer, verbunden mit dem Gefühl von Sicherheit und Selbstkontrolle. Ich atme tief durch und fühle mich vollständig frei und entspannt. **Kannst Du das (Berührung am Arm, kurze Pause) fühlen...?** Und verstehen, wie angenehm solche Gefühle sein können ...

IX. Vage Sprache

Hypnotische Kommunikation ist vage Kommunikation. Vage Worte oder Sätze sind solche, die mehr als eine Bedeutung für den Zuhörer haben können.
Seien Sie vage genug, um dem Zuhörer zu erlauben die Bilder/Gedanken/Gefühle aus sich heraus zu entwickeln!

Verbales Pacing und Leading

Vage Sprache ist ein hervorragendes Werkzeug zum Mitgehen in einer Gesprächssituation, da mein Gegenüber dadurch in der Lage ist, eine auf die Situation bzw. sich selbst passende Bedeutung zu finden. Einfach gesagt, wenn ich vage bin, ist das Risiko geringer, in Konflikt zu geraten.[14]

Beispiel:

„Ich weiß nicht, ob es eine Beziehung gibt, in der du Deinem Partner vollständig vertraut hast ..."

- „Ich weiß nicht..." ist eine „Ausweichphrase": Die Realität des anderen (und die objektive Wahrheit) ist, dass ich als Sprecher nicht wissen kann, was mein Gesprächspartner gerade denkt. Damit ist dieser Satzeinstieg ein Element des Mitgehens (Pacing).
- Das Wort „Beziehung" ist eine Nominalisierung und bleibt in seiner Bedeutung vage. Es ist nicht gesagt, ob es um Freundschaft oder eine sexuelle Beziehung geht. Gleichzeitig erlaubt die vage Formulierung meinem Gegenüber, eine der möglichen Beziehungsformen auszuwählen. Der zeitliche Bezug wird von mir ebenfalls offengelassen und bietet dem Zuhörer auch hier die Wahl, sich eine Beziehung in der Vergangenheit oder in der Gegenwart vorzustellen (ebenfalls Pacing).

---

14 Eine derartige innere Suche nach einer sinnvollen/relevanten Bedeutung bezeichnet man auch als, transderivationale Suche". Diese Suche läuft meist unbewusst ab. Siehe dazu Bandler/Grinder 1975.•

- … in der Du deinem Partner vollständig vertraut hast“ ist einerseits vage („vertraut hast“), andererseits enthält es bereits eine konkrete Vorgabe in welchen erwünschten Zustand (Vertrauen) ich mein Gegenüber führen möchte (Leading).

Verbale Vagheit + Nonverbales Führen

Bei der Anwendung von Gesprächshypnose im Bereich der Verführungskunst geht es darum, die Frau durch erwünschte Gefühlszustände hindurch zu führen, ohne dass ich ihr als Verführer sage, um welche emotionalen Zustände/Gedanken es geht.
Dies erreicht man durch eine Kombination von

- vager Sprache, welche die gewünschte Bedeutung zulässt aber nicht offensichtlich macht, und
- nonverbaler Eindeutigkeit, welche nur die gewünschte Bedeutung zulässt.

Im Verführungskontext arbeitet man mit Aussagen, die derart vage sind, dass sie auch eine sexuelle (oder andere gewünschte Interpretationen) zulassen.
Durch Betonung bestimmter Worte, herausgehobene Satzteile, Gesten oder andere nonverbale Signale verleihe ich dann dieser vagen Formulierung eine klare Bedeutung. Die Bedeutung ist demnach abhängig vom Kontext und von den nonverbalen Signalen.

Beispiele:

- „Wenn Du Dich von einem Mann sehr angezogen fühlst …“
- „… ein Mann“ ist vage. In Verbindung mit einer eindeutigen Geste (z. B. ein sogenannter „self-point“, also das Zeigen auf sich selbst) bekommt dieser Satz eine klare Bedeutung.
- Wenn die Frau das Glas schneller austrinkt als Sie: „Bist Du **immer** als Erste fertig?“ Oder: „Nimmst Du Dir **manchmal** Zeit, um den Moment auszukosten, und genießt es, wenn es **länger** dauert?“
- Vorannahme in jedem dieser Sätze: Es gibt Situationen, in denen es ihr gar nicht lang genug dauern kann … Unter Verwendung eines sexuellen Untertons und Projektion eines sexuellen Zustandes kann sie entsprechend an Sex denken!

Die Struktur von „eindeutig zweideutig“

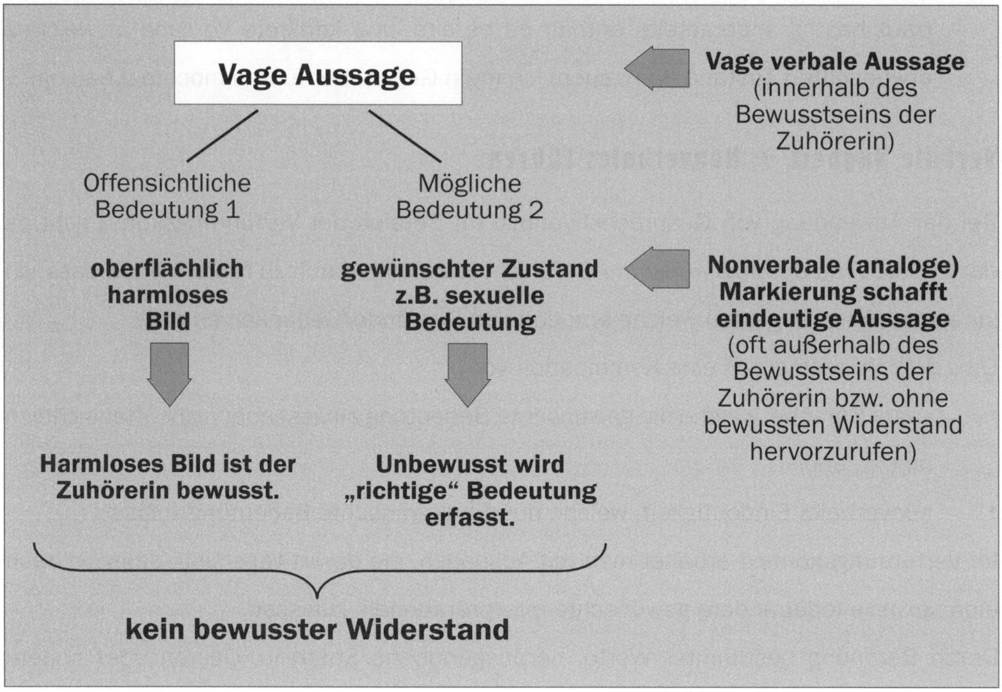

X. Hypnotische Geschichten

Was ist nun das Material meiner Erzählungen?

Natürlich gibt es die Möglichkeit, vorab entwickelte Routinen zu verwenden, die dann vorgetragen werden. Diese Methode eignet sich vor allem zu Übungszwecken.

Routinen sind, allgemein gesprochen, Gesprächs- bzw. Interaktionsmaterial, welches ich mehrfach in gleicher oder ähnlicher Form verwende. Dabei kann es sich um eigene Erzählungen handeln oder um Material, welches ich aus der einschlägigen Literatur zur Verführungskunst bzw. Internetforen entnommen habe. Es gibt Routinen für jede Phase der Verführung und für unterschiedliche Zwecke.

Für Beispiele wird verwiesen auf die Routinen von Mystery, Style und anderen Verführungskünstlern. Diese Routinen haben oft einen besonderen Zweck, z. B. zu kommunizieren, dass man humorvoll ist oder etwas Ungewöhnliches kann etc.[15] Oder sie haben einfach den Zweck eine Frau zum Lachen zu bringen.

Im Bereich der Gesprächshypnose interessieren uns hier insbesondere die Routinen, die in der Rapportphase angewendet werden können und die unterschiedliche gesprächshypnotische Grundprinzipien und Sprachmuster einbeziehen. Diese Art von Routinen werden in der Verführungsszene als „Muster" bezeichnet.

Am besten ist es, wenn man in der Lage ist, eigene Muster zu erfinden. Eigenes Material wirkt authentisch und kann mit hoher Kongruenz vorgetragen werden. Besonders erfolgversprechend ist es auch, spontan Muster generieren zu können.

Hier soll auf die Grundprinzipien eingegangen werden, wie man gute hypnotische Geschichten bzw. Muster erfindet.

15 Fachbegriff: DHV oder Demonstation of Higher Value. Ich demonstriere, dass ich einen höheren Wert/Status habe!

Der Inhalt meiner Erzählungen

Am besten nutze ich Geschichten, in denen ich die Beschreibung gewünschter Zustände verstecke. Diese Geschichten können zweierlei kommunizieren:

- Etwas Positives über den Erzähler aussagen
- Der Erzähler stellt sich als jemand dar, der z.B. offen, abenteuerlustig, einfühlsam, reisefreudig, sexuell erfahren sowie sozial integriert ist und einen großen Freundeskreis hat. Der Erzähler hat Spaß am Leben, ist humorvoll, locker, fürsorglich, und kann (nebenbei kommuniziert) spannende Geschichten erzählen.
- Emotionale Zustände hervorrufen
- Hier kommen wir zurück zum Thema Zustandsevokation durch genaue Beschreibung einer Emotion.
- Die genaue Beschreibung kann offen erfolgen. Ich spreche beispielsweise von Dingen wie Liebe, Vertrauen, Sicherheit, Sex, Verständnis und Spaß.
- Oder die Beschreibung kann indirekt/verdeckt erfolgen.

Geeignete emotionale Zustände

Welche Emotionen sind geeignet? Die Antwort ist: Alle positiven Emotionen!
Wichtig ist, das Kontrastprinzip zu beachten. Stellen Sie sich als jemand dar, der die gesamte Klaviatur der menschlichen Emotionen beschreiben kann. Durch den Kontrast beider Extreme, also von „himmelhoch jauchzend“ bis „zu Tode betrübt“, kommen beide Gefühlslagen erst richtig zur Geltung. Der Schwerpunkt in der Verführung sollte allerdings ausschließlich auf den positiven Gefühlszuständen liegen. Für „zu Tode betrübt“ gibt es in der Verführung keine Verwendung.[16]

> Alle positiven Emotionen sind für die Verführung hilfreich.

16 Wesentliche Ausnahme von dieser Grundregel: Mystery empfiehlt z.B. eine eigene Schwäche preiszugeben, um höheren Rapport zu erzielen. Die unbewusst kommunizierte Bedeutung dahinter ist zu kommunizieren a) nicht perfekt zu sein und b) sich dem anderen vollständig zu öffnen. Nach Cialdinis Gesetz der Reziprozität erhöht dies die Chance, dass sich die andere Person ebenfalls öffnet und damit der Rapport auch auf der Ebene der persönlichen Schwächen hergestellt wird.

Dem Verführungskünstler wird aus den folgenden Gründen empfohlen, bei positiven Emotionen zu bleiben:

- Negative Emotionen werden bereits durch viele andere Menschen vermittelt, da (leider) für viele das Sprechen über gemeinsame Probleme ein wesentliches Mittel ist, um Rapport herzustellen. Wer positiv ist und Positives erzählt, hebt sich bereits dadurch von der Masse ab!
- Der positive Zustand der Frau verbindet sich in Ihrem Kopf quasi automatisch mit der Anwesenheit des Erzählers, der diese Emotionen hervorrufen kann.[17]
- Der positive Zustand, in den ich mich beim Erzählen begebe, hat auch für den Erzähler selbst positive Effekte: Die Körperchemie verbessert sich, die Hormonausschüttung funktioniert besser etc.
- Der eigene positive Gefühlszustand wirkt ansteckend auf andere und kreiert auf diese Weise eine Art persönlichen Magnetismus. Im Allgemeinen mögen es Menschen, positive Leute um sich zu haben. Ganz einfach, weil es so wenige davon gibt!

Innerhalb positiver Emotionen gibt es bereits eine Vielzahl von Kontrastmöglichkeiten. Natürlich kann man das Kontrastprogramm durch selektiven Einsatz negativer Emotionen noch erweitern und der Frau damit eine emotionale Achterbahnfahrt bieten.

17 Dieser Vorgang ist ein Resultat von „Ankern“. Zu diesem Konzept sei auf die grundsätzliche NLP-Literatur verwiesen.

Die folgende Übersicht bietet Beispiele für unterschiedliche emotionale Inhalte:

Kontraste bei positiven emotionalen Inhalten

Spannung	Entspannung
Erregung	Ruhe
Überraschung	Berechenbarkeit
Abwechslung	Sicherheit
sexuelle Anziehung	intellektuelle Anziehung
sexuelle Spannung	sexuelle Hingabe
wilder Sex	emotionale Verbindung oder Zärtlichkeit
Liebe	Freundschaft
Abenteuer	kontrollierter Spaß
Vorfreude (auf etwas Kommendes)	Glück (im jetzigen Moment)
Ekstase	Freude
Necken	Harmonie
Herzklopfen	Schmetterlinge im Bauch

Daneben kann man auch die folgenden Kontraste beobachten, die für eine Vielzahl unterschiedlicher Emotionen angewendet werden können:

Kontraste bei emotionalen Prozessen (Beispiele)

längerer Prozess	kurzer Moment
hohe Energie (z. B. Spaß)	niedrige Energie (z. B.. Ruhe)
Kindheitsemotion	erwachsene Emotion
Körperempfindungen	emotionale Gefühle
Gefühl	Gedanke
Vergangenheit	Zukunft

Statt negative emotionale Zustände zu beschreiben, sollte auf andere, positive Zustände für mehr Kontrast zurückgegriffen werden. Dabei kann man sich zu Nutze machen, dass negative Emotionen oft auch eine „positive Seite" haben. Es gilt bei der Beschreibung diese positiven Gesichtspunkte zu betonen.

Positive Aspekte negativer Emotionen/Erlebnisse

Gefahr/Angst/Furcht	⇨	Spiel mit dem Feuer
		Abenteuer
		Wagnis
		Spannung
Risiko	⇨	Chance
Verlust	⇨	Befreiung
Eifersucht	⇨	Jemanden nicht verlieren wollen

Eigene Geschichten

Erzählen Sie von sich selbst! Meine bevorzugten Geschichten sind beispielsweise mein erster Kuss oder meine erste Freundin japanischer Abstammung (und was ich dabei alles über Japan und über Frauen gelernt habe)...

Wir alle haben langjährige eigene Erfahrung zum Thema Emotionen und Beziehungen. Aus dieser Erfahrung können wir schöpfen, um Geschichten zu erzählen. Damit können wir unsere einzigartige Persönlichkeit und unsere positiven Merkmale kommunizieren.

Selbst wer wenig soziale Kontakte hat, etwa weil er beruflich stark eingebunden ist, verfügt meist über einen genauso guten Ersatz: Die Geschichten, die in Film, Fernsehen, Magazinen und Zeitungen publiziert werden, oder die Geschichten, die anderen Leuten passiert sind.[18] Ich kaufe mir manchmal vor dem Ausgehen die Bildzeitung und finde darin jede Menge emotionales Gesprächsmaterial (Beziehungen, Drama etc.) für wenig Geld und tagesaktuell.[19]

Es ist also nicht erforderlich, Material anderer Verführungskünstler zu kopieren und auswendig zu lernen, auch wenn dies vielleicht am Anfang und zu Übungszwecken sehr hilfreich sein kann.

> Jeder hat Gesprächsmaterial an emotionalen Geschichten aus der eigenen Erfahrung. Schöpfen Sie aus Ihrem privaten Fundus!

Grundsätzlich gilt jedoch: Es ist egal, ob uns das, was wir erzählen, selbst passiert ist oder jemand anderem. Wichtig ist, die Geschichte so detailliert wie möglich und unter Ansprechen aller Sinne zu erzählen.

> Je detaillierter ich erzählen kann, desto glaubwürdiger bin ich.

---

18 Dies lässt sich empirisch selbst an Menschen beobachten, die das Pech hatten, jahrelang in psychiatrischen Einrichtungen festgehalten zu werden. Sie verstehen oft soziale Interaktion, zumindest auf einer grundlegenden Ebene bzw. können Dinge anwenden, welche sie vorher im Fernsehen gesehen haben.

19 Warnung : Dem Leser wird ausdrücklich nicht empfohlen, Boulevardzeitungen und Fernsehen zur einzigen Quelle seiner politischen Bildung oder sozialen Erfahrung zu machen!

Übungen: Eigene Geschichten

Übung 1 – Natürliche Geschichten

Überlegen Sie sich ein paar gute Geschichten aus Ihrer Vergangenheit.

Machen Sie es sich zur Regel, eine Geschichte aufzuschreiben, nachdem sie etwas natürlich und spontan unter Freunden erzählt haben und dies gut ankam.

Übung 2 – Analyse der Geschichten

Gehen sie ihre Geschichte durch und überlegen Sie sich, welche positiven Zustände darin vorgekommen sind.

Übung 3 – Revision der Geschichten – Fokus auf emotionale Zustände

Hier geht es darum, die Geschichten etwas zu „verfeinern", eventuell hier etwas wegzulassen oder dort etwas auszuschmücken. Lassen Sie die Elemente weg, die negative Emotionen hervorrufen, oder beschreiben sie diese nur ganz kurz. Konzentrieren Sie sich auf die positiven Gesichtspunkte. Schmücken Sie die positiven Seiten mit weiteren Details aus.

Schreiben Sie eine neue Geschichte, inklusive einer/mehrerer Zustandsevokation(en) durch genaue und detaillierte Beschreibung.

Übung 4 – Revision der Geschichten – Spannungsbogen

Hier geht es darum, die Geschichten mit einem Spannungsbogen zu versehen. Was sind unerwartete Elemente? Wie kann ich Spannung erzeugen. Jede Geschichte sollte mit einem Knaller beginnen. z.B.: „Du glaubst nicht, was mir heute passiert ist! [Pause]... !" Arbeiten sie mit Andeutungen und Anspielungen. Machen Sie nicht alles explizit, oder erst zu einem späten Zeitpunkt.

Spontanes Erfinden von Geschichten

Gute Vorbereitung ist sehr viel wert, doch am besten funktionieren Geschichten immer noch, wenn sie spontan erzählt werden. Und am besten lernt man das spontane Erfinden von Geschichten, indem man genau das übt.

Übungen: Spontan Geschichten erfinden

Übung

Betrachten Sie die Liste der unterschiedlichen Gefühlszustände weiter oben in diesem Kapitel. Überlegen Sie sich zu jeder Emotion eine Geschichte, in die sie die Beschreibung eines Gefühlszustandes einbauen.

Partnerübung

Rufen Sie jeden Tag zu einer bestimmten Zeit (z.B. in der Mittagspause) Ihren Übungspartner an. Person 1 gibt einen beliebigen emotionalen Zustand vor. Person 2 erzählt eine Geschichte mit einer genauen Beschreibung dieses Zustandes. Anschließend werden die Rollen getauscht.

Spontaner Gebrauch hypnotischer Muster

Dieses Buch und insbesondere das HypnoDeck-Lernkartenset unterstützen Sie dabei, Ihre Zungenfertigkeit in Hinblick auf hypnotische Sprachmuster allgemein zu schulen. Die vorgestellten Muster und Prinzipien können dann auf nahezu jedes beliebige Thema (oder jede Geschichte) angewendet werden.

Übungen: Spontan Muster gebrauchen

Übung 1

Nehmen Sie die Lernkarten und lesen sie sorgfältig die Bespiele auf den Karten. Überlegen Sie sich für jede Karte ihre eigenen Beispiele. Gehen Sie jeden Tag einige dieser Karten durch und wiederholen Sie die Muster regelmäßig.

Übung 2

Nehmen Sie sich eine Lernkarte. Erzählen Sie etwas, beispielsweise was Ihnen heute passiert ist oder was Sie heute gemacht haben, unter Einbindung des vorgestellten Musters.

Übung 3

Nehmen Sie sich mehrere Lernkarten. Erzählen Sie etwas, beispielsweise was ihnen heute passiert ist oder was Sie gemacht haben, unter Einbindung des jeweils vorgestellten Musters.

(Sie können diese Übung mit beliebig vielen Karten machen.)

Übung 4

Wählen Sie einen beliebigen emotionalen Zustand. Beschreiben Sie diesen unter Nutzung der Muster auf einer oder mehreren Karten.

Partnerübungen: Spontan Muster generieren

Die Übungen können am Telefon oder im Rahmen eines Treffens gemacht werden.

Ich empfehle tägliche Übungen am Telefon. Das festigt die Muster und man verliert keine Zeit, um irgendwohin zu fahren. Natürlich können Sie sich auch mit anderen treffen. Falls Sie persönliche Treffen arrangieren, empfehle ich jedoch maximal 3 Personen pro Übungsgruppe bzw. entsprechend kleine Teilgruppen, um jedem ausreichende Praxis zu ermöglichen.

Partnerübung 1

Rufen Sie jeden Tag zu einer bestimmten Zeit (z.B. in der Mittagspause) Ihren Übungspartner an und erzählen Sie ihm etwas (Übungen „Spontan Muster generieren“ Nr. 1 – 4). Wechseln Sie sich ab. Sie lernen auch durch das Hören dieser Muster.

Anschließend werden die Rollen getauscht.

Partnerübung 2

Rufen Sie jeden Tag zu einer bestimmten Zeit (z.B. in der Mittagspause) Ihren Übungspartner an.

Person 1 gibt einen Beliebigen emotionalen Zustand vor.

Person 2 erzählt dazu eine Geschichte unter Einbeziehung hypnotischer Muster (gemäß der Übungskarten).

Anschließend werden die Rollen getauscht.

Zitate

Zitate lenken vom Inhalt ab und sind daher geeignet, mögliche Widerstände bei meinem Gesprächspartner zu verringern. Schließlich hat der Sprecher es nicht gesagt und der Zuhörer war nicht gemeint. Auf der unbewussten Ebene nimmt der Zuhörer aber den Inhalt als Suggestion wahr!

Unbewusst bezieht der Zuhörer alle Aussagen auf sich selbst!

Beispiel:

Verführer sagt zu einer Frau: „David Copperfield sagte neulich bei einer Show in Los Angeles: ‚Erlaube Dir, von mir verzaubert zu werden!' "

Metaphern

Metaphern bezeichnen im Bereich des Neurolinguistischen Programmierens (NLP) jegliche Art indirekter Kommunikation mit Hilfe von bildhaften Vergleichen. Dies beinhaltet auch Bilder, Gleichnisse, Parabeln und Allegorien und andere metaphorische Erzählungen.[20]

Metaphern werden gebraucht, um einen bestimmten Inhalt in Form einer bildhaften Geschichte zu kommunizieren. Oberflächlich handelt es sich bei einer solchen Erzählung nur um eine Geschichte, die sich zu einer anderen Zeit und an einem anderen Ort zugetragen hat. Dennoch hat die Geschichte eine tiefere Bedeutung für den Zuhörer, welche unbewusst verarbeitet werden kann. So würde beispielsweise eine bei einem NLP-Coaching eingesetzte Geschichte Ähnlichkeiten mit dem gewünschten Veränderungsprozess aufweisen (z.B. Verhaltenänderung des Klienten). Diese Ähnlichkeit liegt jedoch nicht im „offensichtlichen" Inhalt der Geschichte (Charaktere, Handlung), sondern im beschriebenen Prozess bzw. auf einer übertragenen Ebene der Handlung oder in den Beziehungen der Charaktere untereinander.

20 Eine gute Einführung in das Gebiet der Metaphern im Bereich des NLP findet sich z.B. in O'Connor und Seymour 1992.

Viele von uns kennen das in Form von Gleichnissen aus der Bibel. Statt direkt etwas zu lehren, ersannen religiöse Lehrer Geschichten und bildhafte Vergleiche, mit denen sie den Menschen bestimmte Lehren nahebrachten.[21]

Schauen wir uns ein (religiöses) Beispiel an:

„Seht die Vögel unter dem Himmel an: Sie säen nicht, sie ernten nicht, sie sammeln nicht in die Scheunen und euer himmlischer Vater ernährt sie doch. Seid ihr nicht viel mehr als sie?"[22]

Dieses Beispiel aus religiösem Kontext wird hier gebracht, um dem Leser zu zeigen: Metaphern sind allgegenwärtig und werden in vielerlei Zusammenhängen angewendet. Sehen wir uns die Struktur dieser Metapher an.

Beispiel: Struktur einer Metapher

Bild	⇨	Bedeutung
Vögel	⇨	Menschen
säen	⇨	hart arbeiten im Hinblick auf etwas Zukünftiges
ernten	⇨	hart arbeiten, um Gewinn zu erzielen
sammeln in Scheunen	⇨	Besitz horten
Euer himmlische Vater ernährt sie [die Vögel]	⇨	Gott sorgt für euch Menschen
Seid ihr nicht viel mehr als sie?	⇨	Stellt indirekt den Bezug zum Zuhörer her

21 Der Begriff Gleichnis wird in der Theologie häufig für Metaphern verwendet. Der Begriff Gleichnis ist aber etwas enger definiert. Gleichnisse werden meist erklärt (siehe dazu das folgende Beispiel). Metapher ist der weiter gefasste Begriff.

22 Evangelium nach Matthäus, Kap. 6, Vers 26.

Im obigen Beispiel haben die Vögel auf den ersten Blick nichts mit dem Zuhörer zu tun. Die vage beschriebene Handlung bezieht sich auf die Vögel, und es wird zudem nur gesagt, was die Vögel nicht tun. Deshalb ruft dieses Bild auch keinerlei Widerstand beim Zuhörer hervor. Zufällig ist das, was die Vögel nicht tun, jedoch genau das, was die Menschen tun, nämlich hart arbeiten.

> Erfolgreiche Metaphern haben auf den ersten Blick wenig mit dem Hier und Jetzt und dem Zuhörer zu tun.

In diesem Beispiel folgt nach dem metaphorischen Bild noch eine Art Erklärung, die den Bezug zum Zuhörer herstellt. Das ist für unsere Zwecke jedoch nicht relevant. Eine Erklärung könnte unserem Zweck, der verdeckten Steuerung von Emotionen, sogar schaden. In der Kunst der Verführung erklären wir unsere Metaphern nicht, sondern lassen sie im Unbewussten der Frau für uns arbeiten.

Aber auch im obigen Beispiel wird diese Erklärung nicht direkt gegeben (etwa im Sinne von „Ihr seid mehr wert als die Vögel, deshalb stresst Euch bitte nicht so!“), sondern in Form einer rhetorischen Frage, auf die der Zuhörer selbst eine Antwort finden muss. Mehr dazu in Kapitel XII: Einsatz von Fragen.

Darüber hinaus ist im obigen Beispiel noch ein weiteres hypnotisches Muster eingebaut, welches sich „Wechsel des persönlichen Bezugs nennt“. Der Satz lautet: „Sie (die Vögel) ... sie ... sie ... und euer ...“ Hier würde der Leser eigentlich erwarten „ihr himmlischer Vater“ statt „euer himmlischer Vater“: Der Bezug wird hier direkt auf die Zuhörer gelenkt. Weitere Beispiele zu diesem hypnotischen Muster mit Verführungsrelevanz finden Sie in den HypnoDeck-Lernkarten.

> In der Kunst der Verführung lassen wir unsere bildhaften Geschichten ohne Erläuterung!

Erfinden von Metaphern für Verführung

Wie erfinde ich also eine Metapher, um eine Frau zu verführen?[23]

Grundsätzlich bauen diese Überlegungen auf den Bereich der Zustandsevokation auf: Um eine Frau zu verführen, bringe ich sie in die gewünschten positiven Gefühlszustände. Das Vorgehen ist einfach. Ich überlege mir, in welcher Situation ein vergleichbarer Gefühlszustand vorkommt, und baue eine harmlose Geschichte darum herum.

Der Verführer schaltet quasi das Wachbewusstsein der Zuhörerin aus, indem er eine Geschichte von einer anderen Person in einer anderen Zeit erzählt. Da mein Gesprächspartner unbewusst jedoch alles auf sich bezieht, ist es nicht erforderlich, etwas zu erklären.

Beispiel: Erfindung einer Metapher

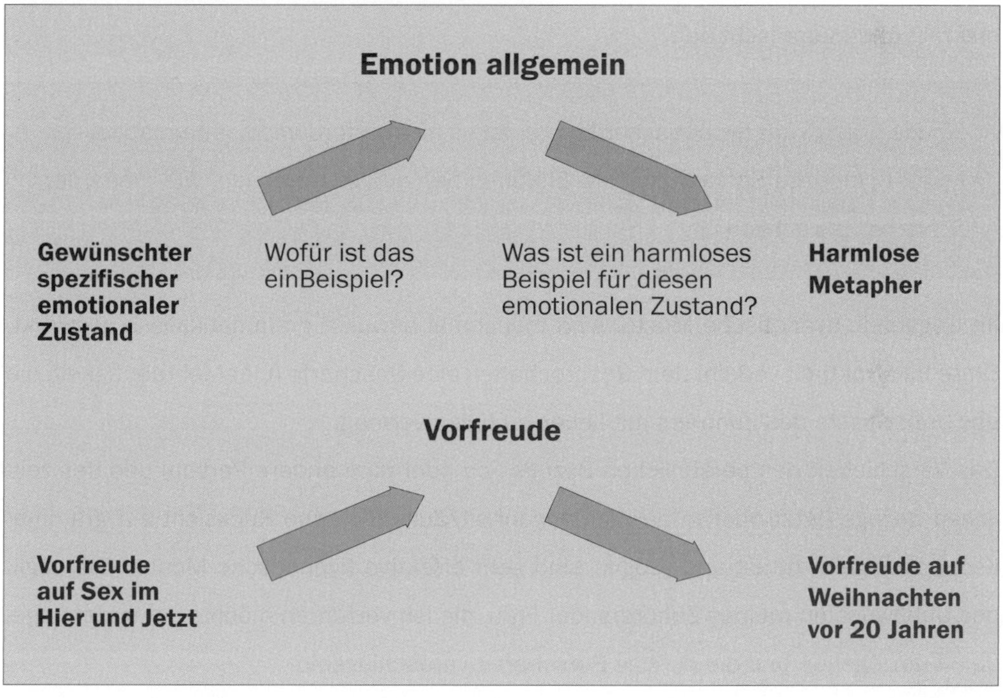

23 Metaphern für den Bereich Verführung werden oft Patterns (Muster) genannt, ein Begriff der auf Ross Jeffries zurückgeht (z. B. Discovery Channel Pattern). Allgemein sind Patterns (Muster) aber alle hypnotischen Muster, nicht nur Metaphern. Metaphern sind lediglich ein Stilmittel hypnotischer Muster.

Im folgenden Beispiel wird die Struktur einer Verführungsmetapher herausgearbeitet. Das darin gezeichnete Bild bekommt erst durch den Kontext der Verführungssituation (der Frau ist bewusst oder unbewusst klar, dass der Mann ein potentieller Partner sein könnte) sowie nonverbale Signale des Mannes (Gestik, Mimik, Stimmführung) die richtige Bedeutung oder bleibt zumindest als angenehmes Bild bestehen.
Den angedeuteten sexuellen Unterton erziele ich durch Projektion eines sexuellen Zustandes bzw. durch das eigene Einnehmen eines sexuellen Zustandes.
An diesem Beispiel fällt auf, dass es sich nicht um einen grammatikalisch richtigen Satz handelt. Der erste (temporale Nebensatz) ist nicht durch einen Hauptsatz mit entsprechend geänderter Wortreihenfolge ergänzt. Obwohl dies in der Schriftsprache fragwürdig ist, ist ein solcher Satzbau in der gesprochenen Sprache durchaus üblich und fällt überhaupt nicht auf.

> Für die Effektivität hypnotischer Muster ist es nicht erforderlich, grammatikalisch korrekt geformte Sätze zu bilden. Erlauben Sie sich zu sprechen, wie Ihnen der Schnabel gewachsen ist.

Im Gegenteil, hypnotische Muster sind manchmal bewusst grammatikalisch inkorrekt. Diese Inkorrektheit verleiht dem Gesprochenen eine Unschärfe oder Mehrdeutigkeit, die das Unbewusste des Zuhörers mit Leben zu füllen vermag.
Das Verschieben des persönlichen Bezugs (ich oder eine andere Person) und des zeitlichen Bezugs (jetzt oder in der Vergangenheit/Zukunft) ohne Rücksicht auf grammatische Wohlgeformtheit und „Logik“ sind sehr effektive hypnotische Muster. Die Logik des Unbewussten meines Zuhörers (der Frau, die ich verführen möchte) ist in der Lage, damit umzugehen und die richtige Botschaft zu entschlüsseln.

Beispiel:
„Vor vielen Jahren, als ich 15 Jahre alt war ... und bei uns zu Hause im alten Haus meiner Eltern im Westerwald ... mit meiner Freundin ihren Geburtstag feierte ... Sie hatte sich schon lange auf ihren großen Tag gefreut ... und malte sich aus, wie es sein würde ... wenn es endlich passiert ... und sie bei Kerzenschein ... die Geschenke auspackt ... und machen kann, wovon sie schon seit Wochen geträumt hatte.“

Beispiel: Struktur einer Verführungsmetapher

Struktur	Metapher	Nonverbale Signale	⇨	Bedeutung
Persönl. Bezug	ich		⇨	ich
Persönl. Bezug	Meine Freundin vor vielen Jahren		⇨	Die Frau vor mir
Zeitl. Bezug	Vor vielen Jahren, als ich 15 Jahre alt war und ...		⇨	jetzt
Räuml. Bezug	bei uns zu Hause im alten Haus meiner Eltern im Westerwald ...		⇨	hier
Prozess	mit meiner Freundin ihren Geburtstag feierte ...	Bei „Freundin" auf die Frau zeigen	⇨	Es passiert etwas mit der Frau vor mir!
Prozess	Sie hatte sich schon lange auf ihren großen Tag gefreut ...	Projektion eines sexuellen Zustandes	⇨	Es passiert etwas Besonderes an diesem Tag!
Prozess	und malte sich aus, wie es sein würde ...	sexueller Unterton	⇨	Mal dir aus, wie Sex ist ...
Prozess	wenn es endlich passiert ...	sexueller Unterton	⇨	Irgendetwas (vielleicht Sexuelles) passiert
Prozess	und wir diesen Abend zusammen verbringen ...	auf sie und auf sich selbst zeigen	⇨	Es geht hier um etwas, das zwischen „uns" (dem Sprecher und der Zuhörerin) passiert
Prozess	und sie bei Kerzenschein ...	Bei „sie" auf die Frau zeigen	⇨	Es passiert etwas mit der Frau vor mir!
Prozess	die Geschenke auspackt ...	Zeigen Sie sich hier zwischen die eigenen Beine	⇨	Wenn sie ihn bei Kerzenschein entkleidet ...
Prozess	und machen kann wovon sie schon seit Wochen geträumt hatte.	[sexueller Unterton]	⇨	Wovon wohl ...

XI. Milton-Modell-Sprachmuster

Das Milton-Modell ist eine Zusammenstellung verschiedener hypnotischer Sprachmuster. Es geht auf Richard Bandlers und John Grinders Untersuchung der Sprachmuster des in den 70er-Jahren bedeutendsten Hypnotherapeuten Milton Erickson zurück.

Für eine umfassende Darstellung wird auf die grundlegenden Werke von Richard Bandler und John Grinder sowie die umfangreiche Sekundärliteratur zum Thema NLP verwiesen.

Eine knappe Zusammenfassung findet sich in Richard Bandlers und John Grinders Buch *Therapie in Trance*[24], Anhang 2.

Eine kurze Beschreibung wesentlicher Muster, welche im Bereich der Verführung relevant sind, sowie eine umfangreiche Anzahl von Beispielen finden sich auf den HypnoDeck-Lernkarten.

In diesem Kapitel werden daher nur grundlegende Erläuterungen gegeben, die sich auf den Karten aus Platzgründen nur unzureichend darstellen lassen würden.

Die folgenden Muster sind in den Lernkarten enthalten:

Vagheiten

Sprachliche Muster, in denen Informationen bewusst ausgelassen werden bzw. nur ungenau oder mehrdeutig angegeben werden.

- Vagheiten allgemein (3 Karten im HypnoDeck)
- Nominalisierungen (2 Karten)
- Unbestimmte Verben (1 Karte)
- Auslassungen (insgesamt 6 Karten)
  - Unbestimmter Inhaltsbezug (fehlender Referenzindex)
  - Tilgungen bzw. Auslassungen
  - Komparative Auslassungen
- Wechsel des persönlichen Bezugs (1 Karte)
- Wechsel des zeitlichen Bezugs (1 Karte)

24 Siehe Bandler/Grinder 1981.

Vagheiten (Implizierte Bedeutungen)

Sprachliche Muster, die bestimmte Verknüpfungen implizieren. Dabei kann man tatsächliche Fakten mit implizierten Beziehungen/Zusammenhängen verbinden.

- Ursache/Wirkung (4 Karten)
- Komplexe Äquivalenzen (2 Karten)
- Gedankenlesen (siehe unten, 1 Karte)
- Verlorener Performativ (2 Karten)

Gedankenlesen

Das sogenannte „Gedankenlesen" bezeichnet, allgemein gesprochen, Aussagen einer Person, die voraussetzen würden, dass der Sprecher die Gedanken der anderen Person kennt.

Gedankenlesen wird eingesetzt, um a) Aufmerksamkeit zu lenken und b) damit erwünschte Gedanken hervorzurufen. Die Aussagen können durch „vielleicht", „möglicherweise", „wahrscheinlich" etc. abgeschwächt und damit für die andere Person akzeptierbarer gemacht werden.

Noch unauffälliger ist es, Aussagen mit Ausweichphrasen zu formulieren wie: „Ich weiß nicht, ob...", bei denen man sogar noch verneint, die Gedanken des Gegenübers zu kennen.

Beispiele:

„Du fragst Dich vielleicht, was an diesem Tag noch vor sich gehen wird."

„Ich bin mir nicht sicher, ob Du weißt, was das Erste ist, was sich bei Dir einstellt, wenn Du Dich in jemanden verliebt hast?"

„Während wir hier liegen, beginnst Du möglicherweise zu bemerken, wie sich bestimmte Regungen in Dir entwickeln..."

Modaloperatoren

Hierbei handelt es sich um effektive Werkzeuge, um Aussagen richtig „einzufärben“. Im Bereich der Verführung werden derartige Sprachmuster genutzt, um einer Frau zusätzliche Handlungsoptionen zu eröffnen.

Man unterscheidet allgemein die folgenden Modaloperatoren:

- Unmöglichkeit (1 Karte)
- Möglichkeit (3 Karten)
- Unwahrscheinlichkeit
- Wahrscheinlichkeit (2 Karten)
- Notwendigkeit (1 Karte)
- Verneinte Notwendigkeit (1 Karte)

Bei der Führung eines hypnotischen Gesprächs geht es oft darum, meinem Gegenüber (der Frau) die Möglichkeit zu eröffnen, die gewünschten Gedanken zu haben bzw. den erwünschten emotionalen Zustand zu erreichen. Daher wird sich das hypnotische Gespräch zumeist im Bereich des Möglichen („Du kannst ...“) und Wahrscheinlichen („Du wirst so tun können, als ob ...“) bewegen. Aber auch die anderen Modaloperatorformen können selektiv angewendet werden. Beispielsweise kann die Modaloperatorform „verneinte Notwendigkeit“ eingesetzt werden, um Widerstände abzubauen.

> Im Bereich der Verführung ist das Ziel, der Frau eine „Möglichkeit“ oder „Wahrscheinlichkeit“ für das Erleben und Erfahren bestimmter emotionaler Zustände zu eröffnen. Die Modaloperatorform „verneinte Notwendigkeit“ kann selektiv eingesetzt werden, um Widerstände abzubauen.

Beispiele für die einzelnen Formen finden sich in der folgenden Tabelle. Weitere Beispiele finden sich auf den HypnoDeck-Lernkarten (insgesamt 8 Karten):

Modaloperatorformen und Beispiele

Modaloperator	Kennzeichen	Beispielsatz
Unmöglichkeit	nicht können nicht dürfen	Ich kann mit Dir keine Beziehung eingehen.
Möglichkeit	können/dürfen	Ich darf mir eine Frau aussuchen!
Wahrscheinlichkeit	wünschen/wollen/beabsichtigen/wagen/so tun als ob	Du könntest es wagen, Deiner Intuition zu folgen ... Vielleicht wünscht Du Dir...
Unwahrscheinlichkeit	NICHT wünschen/wollen/beabsichtigen/wagen	Ich beabsichtige nicht, heute Nacht mit Dir zu schlafen ...
Notwendigkeit	brauchen /sollen/müssen/an der eit sein	Ich frage mich, ob Du Ehrlichkeit und Verlässlichkeit brauchst ...
Verneinte Notwendigkeit	NICHT brauchen/sollen/müssen NICHT notwendig	Du brauchst nicht mit mir nach Hause zu kommen, bevor wir nicht einen kleinen Spaziergang gemacht haben ...

Präsuppositionen

Präsuppositionen sind sprachliche Prämissen, d.h. Vorannahmen in verbalen Äußerungen, die wahr sein müssen, damit eine Aussage Sinn macht.

Die Anwendung von Präsuppositionen ist geeignet, die Aufmerksamkeit des Zuhörers auf die Hauptaussage einer Äußerung zu lenken. Wenn die Hauptaussage vom Zuhörer angenommen wird, wird auch die zugrunde liegende Vorannahme automatisch mit angenommen.

- Die Nutzung von Präsuppositionen ermöglicht
- am Wachbewusstsein vorbei neue Emotionen/Gedanken im Kopf das Zuhörers/ der Zuhörerin entstehen zu lassen,
- zu erkennen, welche Annahmen hinter der Wortwahl meines Gesprächspartners liegen.

> Präsuppositionen (Vorannahmen) in hypnotischer Sprache sind implizierte Aussagen, die nicht explizit gemacht werden. Sie verursachen daher weniger Widerstand beim Zuhörer gegen die beinhaltete Aussage.

Beispiel:

Mann: „Ich hoffe, Du hattest ein schönes Wochenende?"

Antwort der Frau: „Ja, wir sind zusammen essen gegangen."

Hier bleibt etwas unausgesprochen, nämlich mit wem die Frau essen gegangen ist. Wenn Frauen im Plural reden, implizieren sie oft, dass sie einen Freund haben, auf den sie mit so einer Aussage verdeckt hinweisen. Die beste Reaktion des Verführers darauf ist dieselbe wie auf eine entsprechende direkte Aussage der Frau: am besten ignorieren. Dies fällt einem deswegen so leicht, weil die Frau ja ohnehin keine klare Aussage gemacht hat.

Wesentliche Präsuppositionen

Nähere Erläuterungen und viele Beispiele zu den folgenden Vorannahmen sind im HypnoDeck-Lernkartenset enthalten.

- Existenz (Grundform: jedes Substantiv): 1 Karte
- Adjektiv/Adverb (s.o. Kapitel VII: Evokation erwünschter Zustände): 5 Karten
- Bewusstsein: 6 Karten
- Scheinalternative (Zwei erwünschte Alternativen verknüpft mit „oder“): 4 Karten
- Reihenfolge: 1 Karte
- Herausgehobene Satzteile/Worte: 1 Karte
- Zeitliche Präsuppositionen bzw. Nebensätze: 2 Karten
- Präsuppositionen in Fragen (siehe auch Kapitel XII: Einsatz von Fragen): 3 Karten

Verdeckte Sprachmuster

Nähere Erläuterungen und viele Beispiele zu den folgenden Sprachmustern sind im Lernkartenset enthalten.

- Verdeckte Befehle (vgl. Kapitel VIII: Einsatz nonverbaler Signale): insgesamt 3 Karten
- Analoges Markieren (vgl. Kapitel VIII: Einsatz nonverbaler Signale)[25]
- Nutzung (von Vorkommnissen): 2 Karten
- Versteckte Fragen (Fragen, die in längere Satzstrukturen eingebaut sind – siehe Ausweichphrasen): 2 Karten
- Verneinte Befehle: 1 Karte
- Negationsmuster: 4 Karten
- Konversationspostulate (Höflicher Befehl): 2 Karten
- Mehrdeutigkeiten (vgl. Kapitel IX: Vage Sprache):
  2 Karten speziell zu sexuellen Doppeldeutigkeiten
- Bestätigungsfragen: 1 Karte

25 Analoges Markieren kann bei jeglicher Art von hypnotischer Kommunikation eingesetzt werden. Daher gibt es keine eigenen Karten zu diesem Thema.

Metaphorische Sprachmuster

Ebenfalls Teil des Lernkartensets

- Punktuelle Grenzüberschreitungen: 2 Karten
- Zitate (vgl. Kapitel X: Hypnotische Geschichten): 2 Karten

XII. Einsatz von Fragen

Fragen zählen zu den wichtigsten und machtvollsten Instrumenten, um ein Gespräch zu führen. Bei ihrem Einsatz im Rahmen der Gesprächshypnose im Bereich der Verführung ist jedoch einiges zu beachten:

Insgesamt sollte der Einsatz von Fragen in der Attraktionsphase, also während des Aufbaus von Attraktivität, möglichst gering gehalten werden, da mit Fragen häufig versucht wird, einen gewissen Grad an Übereinstimmung und Bezogenheit aufeinander zu erzwingen (siehe auch die Diskussion dazu im Kapitel V: Rapport).

In der Rapportphase, d. h., wenn Rapport bereits durch Mitgehen, Spiegeln und inhaltliche Gemeinsamkeiten erreicht worden ist, können Fragen dann jedoch zur Vertiefung des Rapports und zum Leiten der Gedanken und Emotionen des anderen eingesetzt werden. Auch in der Rapportphase sollten Fragen nur selektiv eingesetzt werden und mit Aussagen bzw. Erzählungen und Geschichten abgewechselt werden.

Falscher Einsatz von Fragen

„Geschlossene Fragen" sind Fragen, die mit einem knappen „Ja" oder „Nein" beantwortet werden können. Zu den geschlossenen Fragen zählen auch Fragen, die mit einer kurzen Antwort (wenige Worte) beantwortet werden können. Derartige Fragen sind sowohl in der Attraktionsphase als auch in der Rapportphase unbrauchbar. Sie führen in der Regel das Gespräch in eine Sackgasse.

„Interview-Fragen" sind eine Sonderform der geschlossenen Frage. Dazu zählen die typischen Fragen, die viele Leute beim ersten Kennenlernen sofort stellen: „Woher kommst Du?", „Was machst Du?", „Bist Du öfter hier ...?" Diese Fragen werden gerade von Anfängern gleich zu Beginn eines Gespräches kurz nach dem ersten Ansprechen gestellt. Damit versucht man, allerdings etwas zu bemüht und offensichtlich, Gemeinsamkeiten zu finden oder etwas Interessantes in das Gespräch einzuführen. Ein solches Vorgehen wirkt jedoch verkrampft und ist daher für das Verführen von Frauen ungeeignet.

Erst wenn bereits ein gewisser Grad an Übereinstimmung und Bezogenheit (Rapport) aufeinander erreicht worden ist, kann man solche Fragen selektiv zum gegenseitigen Kennenlernen einsetzen. Doch selbst in dieser Phase führen solche Fragen ein Gespräch oft nicht weiter.

Richtiger Einsatz von Fragen

In der Rapportphase können offene Fragen, Führungsfragen und Scheinfragen gezielt eingesetzt werden, um die Gesprächshypnose zu vertiefen.

Offene Fragen

Offene Fragen können insbesondere in der Rapportphase eingesetzt werden, um das Gespräch weiterzuführen und erwünschte Emotionen herbeizuführen. Beispiele für offene Fragen sind:

- „Wie fühlst Du Dich, wenn Du ...?“
- „Wenn Du ein Vogel wärst, wohin würdest Du fliegen (und warum)?“
- „Wie sieht Deine ideale Beziehung aus?“
- „Wie würdest Du Deinen schönsten Urlaub beschreiben?“
- „Was ist Dir wirklich wichtig im Leben (in einer Beziehung etc.)?“

Führungsfragen

Führungsfragen lenken die Gedanken meines Gegenübers durch geschickten Einsatz von Präsuppositionen (Vorannahmen), die in der Frage impliziert sind. Damit gilt hier in der Tat: Wer fragt, führt!

Beispiele:

- „Wie viel besser würdest Du Dich fühlen, wenn Du jetzt an einem wunderbaren Strand liegen würdest?“
  (Vorannahme: Du würdest Dich besser fühlen, wenn Du Dir das vorstellst.)
- „Hast Du Dir schon einmal überlegt, was passieren würde, wenn Du in einen angenehmen Zustand tiefster Trance abgleitest ...?“
  (Vorannahme: Tiefe Trance ist angenehm.)

- „Was macht Dir in Deiner Freizeit am meisten Spaß?“
  (Vorannahme: Sie hat in ihrer Freizeit Spaß!)
- „Wann warst Du das letzte Mal Hals über Kopf verliebt?“
  (Vorannahme: Sie kann sich sehr stark und schnell verlieben!)
- „Wo fühlst Du zuerst ein Gefühl von Verliebtheit?“
  (Vorannahme: Sie spürt Verliebtheit körperlich!)
- „Welche Möglichkeiten hast Du, um Dein Leben besser zu machen?“
- „Wie vielen Frauen kannst Du mit klaren Führungsfragen den Kopf verdrehen?“

Einleitungsfragen

Einleitungsfragen haben oberflächlich dieselbe Struktur wie Interviewfragen (z.B.: „Welche Musik magst Du?“). Allerdings ist hier die Antwort nebensächlich. Die Funktion der Frage ist lediglich, ein neues Thema zu beginnen. Damit ist die Funktion der Frage ähnlich der von vorgetäuschten Meinungsfragen (siehe unten). Es geht darum, ein Thema einzuführen oder das Thema zu wechseln. Der Fragende gibt seinem Gesprächspartner eine kurze Gelegenheit zur Antwort und sagt dann seine Meinung zu dem von ihm angeschnittenen Thema.
Einleitungsfragen eignen sich besonders dazu, ein Gespräch voranzutreiben und ihm eine neue Richtung zu geben. Sie werden daher in der Rapportphase angewendet um tiefen und weiten Rapport herzustellen.

Beispiel:
Verführer: „Treibst Du Sport?“
Sie: „Ich spiele Tennis.“
Verführer: „Cool ... (Dann erzählt er von seiner Sportart, und in welch angenehme Zustände er dabei gerät ...)“
Anmerkung: Wenn man eine Einleitungsfrage stellt, erwartet man keine Antwort, die das Gespräch vorantreibt. Die knappe Antwort der Frau im obigen Beispiel ist dementsprechend im Rahmen der Erwartungen. Der Verführer erwartet, bereits wenn er die Frage stellt, dass er diese Frage selbst, d.h. aus seiner Sicht, beantworten wird, um das Gespräch voranzutreiben.

Scheinfragen

Scheinfragen sind Aussagen in Frageform, um die Gedanken des anderen zu leiten. Dazu zählen insbesondere Höflichkeitsfloskeln (sog. Konversationspostulat).

Beispiele:

- „Kannst Du Dir das vorstellen?!"
- „Kannst Du eine DVD mitbringen?!"
- „Kannst Du einfach bei mir vorbeikommen?!"

Bei diesen Höflichkeitsfloskeln handelt es sich nicht um Fragen, sondern um höflich eingebettete Befehle.

Derartige Floskeln sind daher eigentlich keine Fragen, sondern von der Satzstruktur her verdeckte Befehle (angedeutet durch „?!" statt „?") (siehe auch Kapitel VIII: Einsatz nonverbaler Signale).

Ansprache: „Vorgetäuschte" Meinungsfragen

Um verbreitete Missverständnisse in der Verführungsszene auszuräumen, soll hier auch kurz auf die„vorgetäuschte" Meinungsfrage zur Eröffnung von Gesprächen eingegangen werden.

Beispiel: „Vorgetäuschte" Meinungsfrage

„Hallo Leute: Ich brauche schnell mal eine weibliche Meinung! ... (jegliche Meinungsfrage einsetzen) ..."

Unter „jegliche Meinungsfrage" können Sie beliebige vorgetäuschte Meinungsfragen einsetzen. Beispiel „Wer ist attraktiver, George Clooney oder Brad Pitt?"

Derartige Eröffnungssprüche heißen im Englischen nicht umsonst „Fake Opinion Openers" – falsche oder vorgetäuschte Meinungsfragen –, weil es hier nicht darum geht, eine Meinung einzuholen, sondern darum, ein Gespräch zu eröffnen und Aufmerksamkeit zu gewinnen.

Entsprechend ist auch nicht die Meinung des anderen interessant, sondern die Geschichte, die der Fragende selbst zu diesem Thema zu erzählen hat (ein Lacher, der darauf folgt etc.). Damit ähneln solche Fragen eher den oben diskutierten Einleitungsfragen. Nur dass bei der vorgetäuschten Meinungsfrage die Antwort der Frau völlig nebensächlich ist und auch keine Funktion für das weitere Gespräch hat.

> Vorgetäuschte Meinungsfragen sind keine echten Fragen, sondern dienen nur der eleganten Gesprächseröffnung.

Beispiele für die Verwendung von Meinungsfragen finden Sie in Oliver Kuhns Buch „Der perfekte Verführer".

XIII. Zusammensetzen des Puzzles

Die in diesem Buch vorgestellten Strategien, Ideen, Sprachmuster und Hypnosetechniken wirken jede für sich. Aber am besten wirken sie, wenn man sie aneinanderreiht, ineinander verwebt und miteinander verbindet. Dann wird die Wirkung jedes Elementes durch das vorherige verstärkt und verbessert.

Das erfordert Übung. Das Ziel ist es, von „bewusster Inkompetenz" (ich weiß, was ich noch nicht kann) zu „bewusster Kompetenz" (ich kann es anwenden, wenn ich mich darauf konzentriere) überzugehen und schließlich „unbewusste Kompetenz" (ich kann es anwenden, ohne nachzudenken, es geht wie von selbst) zu erreichen

So wie ich im Kampfsport jedes einzelne Element wieder und wieder übe, um dann im Kampf die Techniken scheinbar mühelos aneinanderzureihen, erfordert auch die perfekte Gesprächshypnose die Einübung jedes einzelnen Elementes. Daher gilt: Üben Sie jedes einzelne Grundprinzip und machen Sie die Übungen.

Darauf aufbauend gibt es eine Vielzahl von Sprachmustern, welche die Wirkung der richtigen Grundhaltung und Grundprinzipien verstärken. Die relevanten Sprachmuster finden Sie auf den HypnoDeck-Lernkarten. Versuchen Sie, jedes Sprachmuster für sich zu verstehen und seine Anwendung zu lernen. Dabei geht es nicht darum, die Beispiele auf den Karten auswendig zu lernen, sondern darum, ähnliche Sätze in einem Gespräch selbst erfinden zu können.

Das HypnoDeck-Lernkartenset gibt Ihnen für jedes dieser sprachlichen Werkzeuge praktische Beispiele aus dem Bereich der Verführungskunst, die Sie Karte für Karte erlernen können. Sie erwerben damit ein Grundvokabular an nützlichen Sätzen, die jeder für sich eine bestimmte hypnotische Wirkung entfalten. Gleichzeitig prägen sich die Sprachstrukturen bei Ihnen ein.

Lesen sie die vorgegebenen Beispiele und überlegen Sie sich eigene Beispiele. Überlegen Sie, wo Sie die einzelnen Sprachmuster in ihrem normalen Alltag einbauen können. Das verschafft Ihnen zunächst Schritt für Schrift eine bewusste Kompetenz. Und je mehr bewusste Kompetenz Sie erreicht haben, desto eher wird sich bei Ihnen auch eine

unbewusste Kompetenz einstellen. Die Lernkarten sind nach diesem Prinzip aufgebaut. Sie enthalten im Fettdruck jeweils Beispiele für das vorgestellte Sprachmuster. Gleichzeitig sind weitere Sprachmuster, die auf anderen Karten vorgestellt werden, in den Beispielen enthalten. Diese sind durch Unterstreichung kenntlich gemacht.
Auf diese Art und Weise kombiniert jede Karte verschiedene Inhalte und Sprachmuster.

Ziel ist es, „unbewusste Kompetenz" in hypnotischen Vorgehensweisen und Sprachmustern zu erwerben. Sie wissen, dass Sie „unbewusste Kompetenz" haben, wenn sie plötzlich etwas sagen und verwundert feststellen: „Wo kam denn das jetzt her? Das Muster war richtig gut!", ohne dass sie es vorher in dieser Form gelernt haben.

Wichtig ist, die Sprachmuster flexibel zu handhaben. Genießen Sie es zu experimentieren. Gönnen Sie sich den Spaß, etwas Neues auszuprobieren. Kombinieren und variieren Sie.

Probieren geht über studieren!

Vielleicht stellen Sie dann irgendwann fest, dass Sie ein Gespräch wie das nun folgende mit einer Frau führen. Ein Gespräch, in dem Sie in jedem Moment auf die Frau eingehen und sie genau beobachten und dabei auch kleinste emotionale Veränderungen wahrnehmen. Ein Gespräch, in dem Sie die Gefühle der Frau lenken. Und ein Gespräch, in dem die Frau wenig sagt, außer vielleicht ein gehauchtes „Jaahh", „Mhhh" oder ähnliches, oder aber selbst die gewünschten emotionalen Zustände aus ihrer Sicht beschreibt. Und ein Gespräch, in dem Sie an den geweiteten Pupillen und dem defokussierten Blick erkennen, dass die Frau sich in eine Art Tagtraum begeben hat, in eine andere Realität, die Sie beschreiben. Man könnte es Trance nennen, aber das ist eigentlich gar nicht wichtig. Entscheidend ist, dass Sie in dieser Situation anhand der Rötung der Gesichtshaut der Frau erkennen können, dass sie sich immer mehr in einen Zustand positiver Erregung bewegt hat.

Vielleicht kommt in dieser Situation etwas aus Ihrem Mund, das sich anhört wie das unten stehende Beispiel. Fragen Sie sich nicht, wo das jetzt herkommt, oder wie gut Sie als Hypnotiseur sind, sondern genießen Sie ihren Erfolg, so wie die Frau dieses Gespräch genießen wird. Genießen Sie es, jetzt unbewusste Kompetenz erreicht zu haben. Und erlauben Sie sich, Frauen jederzeit in positive emotionale Zustände zu versetzen. Denn das ist gut.

Das folgende Beispiel ist geeignet, eine Frau in derart positive Gefühlszustände zu versetzen, dass es zum ersten Kuss kommen kann oder zumindest ein entsprechendes Verlangen in ihr geweckt wird.

Abschließendes Beispiel:

[Nonverbale Signale] sind in eckigen Klammern in den Text integriert:

[SP] = Self point – Zeigen Sie auf sich selbst.

[POP] = Point to other person – Zeigen Sie auf die Frau.

[PBP] = Point to both persons – zeigen Sie auf die Frau, dann auf sich selbst, dann wieder auf sie.

(Sonstige Kommentare) sind in Klammern eingefügt.

Fettdruck deutet betonte Worte an.

„..." deutet Pausen an.

- (Gucken Sie der Frau während des Beispiels in die Augen, allerdings ohne zu starren. Richten Sie Ihren Blick immer wieder und mit zunehmender Häufigkeit auch auf ihre Lippen.)

„Sandra, was mich immer interessiert, wenn ich eine attraktive Frau [POP] treffe, ist, was ihre Kriterien für den **idealen Partner** [SP] sind... Für mich sind die folgenden drei Kriterien entscheidend:

- (Projizieren Sie Rapport/Verständnis.)

Erstens muss ich mich mit der Frau [POP] **super** unterhalten können... Wir [PBP] können uns wirklich **verstehen**... wir merken: Mit dieser Person [SP] liege ich **wirklich** auf der gleichen Wellenlänge ... habe ich wirklich **Gemeinsamkeiten**... Wir [PBP] können uns über so **viele Lebensbereiche und Themen** gut unterhalten...

- (Hier kann man die Themen aus der Phase des weiten und tiefen Rapports wiederholen.)

...mit dieser Person [SP] kann ich mich nicht nur über Urlaub und Musik unterhalten, sondern wir haben auch **eine tiefe Verbindung** (lassen Sie dies vage...) ... fast eine Seelenverwandtschaft...

Wir [PBP] **verstehen** uns... und wir sind dabei immer **ehrlich** zueinander... . und zeigen uns unsere wahren Gefühle...

- (Projizieren Sie Spaß!/Aufregung/Abenteuer...)

Dann ist für mich wichtig, dass ich mit dieser Person [SP] [lachen Sie] **echten Spaß** haben kann. Ich weiß nicht, ob Du Dich an eine Situation erinnern kannst, in der Du etwas **total Verrücktes** mit jemanden [SP] gemacht hast ... kannst Du Dich an eine solche Situation erinnern? Vielleicht als Kind oder als Du noch jünger warst ... Genau **dieses Gefühl** meine ich ... Ich habe dieses Gefühl [lächeln Sie verschmitzt] [Befehlsstimmführung anwenden], mit dieser Person [SP] kannst Du etwas anstellen, was Du Dir insgeheim wünschst ... etwas Faszinierendes ... vielleicht sogar etwas, was Du Dir kaum zu wünschen wagst ... etwas mmm ... du weißt schon ... und was immer ich mit dieser Person [SP] mache ... ich weiß: Ich werde **Spaß** dabei haben ... und wenn ich dann auf **diesen Moment** zurückblicke, bin ich glücklich, dass ich etwas gewagt habe ... Denn ich habe **etwas Unvergessliches** erlebt ... etwas Bemerkenswertes kennengelernt.

- (Projizieren Sie Liebe)

Und dann ist mir wichtig, dass wir wirklich etwas füreinander empfinden. Da ist dieser Funke von **Verliebtheit** ... so wie damals, als ich 14 war und mich in meine erste Freundin **verliebt** hatte ... ich dachte 24 Stunden am Tag an sie ... Ich stellte mir vor, wie wir uns das erste Mal treffen würden ... wie das erste Date mit meinem Schwarm [SP] sein würde ... und ich habe dabei dieses Gefühl in meiner Magengegend ... [fassen Sie auf Ihre eigene Magengegend und machen Sie eine kreisende Bewegung] vielleicht wie Schmetterlinge in meinem Bauch ... irgendwie angenehm ...

- (Projizieren Sie das erste Date und den ersten Kuss)

In dieser Situation male ich mir dann genau aus, wie es sein wird ... worüber wir uns unterhalten ... was wir zusammen [PBP] machen werden [zeigen Sie auf Ihre eigenen Lippen] ... (der zeitliche Bezug wurde von der Vergangenheit auf die Gegenwart und Zukunft verschoben!)

- (Projizieren Sie Händchen halten)

... und wie ich **das erste Mal** schüchtern ihre Hand nehmen werde ... Kannst Du Dich daran erinnern, wie Du das erste Mal mit einem Mann [SP] Händchen gehalten hast ... ?

Wie das war ... wie **angenehm** sich diese Hand anfühlt ... Wie **besonders** dieser Moment ist ... (hier haben wir wieder den zeitlichen Bezug gewechselt!)
... wie Du dich **in dieser Situation** fühlst (das ist doppeldeutig und kann auch das Hier und Jetzt meinen) ... und wie sich **dieses Gefühl** (das ist vage!) in Dir ausbreitet ... und immer stärker wird ...

- (Projizieren Sie den ersten Kuss)

Und wie ich mir dann vorstellte, diese Person **jetzt** zu küssen [zeigen Sie auf Ihre Lippen] ... und je mehr ich mir vorstellte die Person zu küssen [zeigen Sie auf Ihre eigenen Lippen], desto mehr wollte ich **es jetzt** tun ...

- (Projizieren Sie Sex!)

Und dann ist für mich wichtig, dass auch die **Chemie** zwischen uns beiden [PBP] stimmt ... auf einer ganz ... **körperlichen** Ebene [zeigen Sie auf Ihren eigenen Unterleib]. Ich mag es, diese Person [SP] zu (atmen Sie tief, „schnüffelnd" durch die Nase ein) **riechen**, und ich kann mir vorstellen, sie zu **berühren** [berühren Sie die Frau zärtlich], zärtlich zu sein, und zu **küssen** [zeigen Sie auf Ihre eigenen Lippen]. Und ich kann mir ausmalen, was ich mit dieser Person [SP] **alles noch anstellen** kann ...

- (Projizieren Sie einen intensiven ersten Kuss!)

Und wenn ich mit meinem Schwarm [SP] ... ganz allein bin ... mmmmmhhhh ... dann kann ich **diesen Moment** genießen ... und mich fragen, ob ich zuerst gemerkt habe, dass ich **dieses Gefühl** im Bauch habe [berühren Sie mit der flachen Hand Ihren eigenen Bauch für einen Moment und machen Sie eine kreisende Bewegung und lächeln Sie dabei] ... oder ob ich mir zuerst ausgemalt habe, wie sich eine wundervolle Beziehung zwischen uns beiden [PBP] entwickeln kann ... kannst Du **das fühlen** [Berühren Sie die Frau zärtlich an der Hand], dass das **jetzt** ein wundervoller Moment ist ..."

- (Fassen sie der Frau mit der anderen Hand ins Haar und lösen Sie die Spannung, indem Sie sie küssen!)

XIV. Literaturhinweise

NLP/Hypnose/Psychologie allgemein

Bandler, Richard und Grinder, John: *The Structre of Magic Volume I*
Palo Alto, Kalifornien 1975,
dt. *Die Struktur der Magie I. Metasprache und Psychotherapie*
Paderborn 2005.

Bandler, Richard und Grinder, John: *The Structre of Magic Volume II*
Palo Alto, Kalifornien 1976,
dt. *Die Struktur der Magie II. Kommunikation und Veränderung*
Paderborn 2003.

Bandler, Richard und Grinder, John: *TRANCE-Formations. Neuro Linguistic Programming and the Structure of Hypnosis*
Moab/Utah, 1981,
dt. *Therapie in Trance,* Stuttgart 1984.

Bandler, Richard und Grinder, John: *Patterns of the Hypnotic Techniques of Milton H. Erickson, M.D. - Volume 1,* Meta Publications 1975,
dt. *Patterns – Muster der hypnotischen Techniken Milton H. Ericksons*
Paderborn 1996.

Cialdini, Robert B: *Influence, The Psychology of Persuasion (Rev. Edition)*
New York 1984, 1994,
dt. *Die Psychologie des Überzeugens*, Bern 2007.

Grochowiak, Klaus: *Das NLP Practitioner Handbuch*, Paderborn 1995.

Grochowiak, Klaus: *Das NLP Master Handbuch*, Paderborn, 1999.

James, Tad (with Flores, Lorraine und Schober, Jack):
Hypnosis – A Comprehensive Guide, Carmarthen/Wales, 2000,
dt. *Kompaktkurs Hypnose*, Paderborn 2007.

O'Connor, Joseph und Seymour, John: *Introducing Neuro-Linguistic Programming. Psychological Skills for Understanding and Influencing People*, London 1990,
dt. *Neurolinguistisches Programmieren: Gelungene Kommunikation und persönliche Entfaltung*, Kirchzarten bei Freiburg, 1992.

Robbins, Anthony: *Unlimited Power*, London 1989,
dt. *Grenzenlose Energie. Das Power Prinzip. Wie Sie Ihre persönlichen Schwächen in positive Energie verwandeln*, Berlin 2004.

Verführung

Clink, Tony: *The Lay Guide – The Rules of the Game*
London 2005, first published in the USA by Kensington Publishing Corp 2004, dt. *So kriegen Sie jede Frau rum. (Ganz egal wie Sie aussehen oder wie viel Sie verdienen)*, München 2006.

Kuhn, Oliver: *Der Perfekte Verführer. Wie Sie garantiert jede Frau erobern*
München 2007.

Mystery (with Chris Odom): *The Mystery Method: How to Get Beautiful Women into Bed*
New York 2007,
dt. *Wie Sie jede Frau rumkriegen, egal wie Sie aussehen*, München 2007.

Strecker, Stefan: *Muster der Verführung*, Norderstedt, 2002.

Strecker, Stefan: *NLP Verführung 1*, Norderstedt 2005.

Sonstige Materialien/Kurse/E-Books

Die folgenden Materialien sind über die Herausgeber bzw. Anbieter direkt zu beziehen. Beachten Sie bitte, dass Internet-Adressen sich schnell ändern können. Die angegebenen Internet-Adressen sind auf dem Stand vom Oktober 2007.

Badboy: *The Badboy Lifestyle Seduction Guide* (e-book)
Erhältlich unter **www.badboylifestyle.com**

Bednarek, Robert: *Die perfekte Masche*
Seminarreihe und Lernprogramm zum Thema Verführung, diverse Seminare, DVDs, etc.
Erhältlich über **www.dieperfektemasche.de**

James, Tad: *Accelerated NLP Practitioner Certification Training – Pre-Study Programm 2002.*
Tad James bietet eine Reihe von NLP Trainings und englischsprachigen Lernprodukten an. Diese sind erhältlich unter **www.nlpcoaching.com**

Jeffries, Ross: *Speed Seduction® Home Study Course*
(CD-Set and Workbook, Ross Jeffries 1994-2000)
Lernmaterialien und Seminare in englischer Sprache:
Erhältlich von **www.speedseduction.biz**

Juggler (alias Elise, Wayne):
How to Meet and Connect with Women (e-book).
Compiled Archives (e-book).
Juggler bietet E-books, Workshops und Seminare an.
Erhältlich unter **www.charismascience.com**

Real Social Dynamics:
Englischsprachige Workshops und andere Verführungs-Produkte.
Erhältlich unter **www.realsocialdynamics.com**

Notizen

Notizen